W0236064

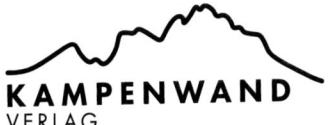

Über den Autor

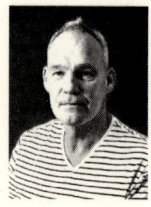

Dr. med. Christoph Schenk
Jahrgang 1965; Abitur in Wolfenbüttel; Medizin-
studium in Marburg; Facharzt für Allgemein- & Unfallchirurgie, Notfallmedizin; seit 2019 „Ärztlicher Leiter
Rettungsdienst" im Landkreis Harz.

Über den Inhalt

Dr. med. Christoph Schenk ist seit 1996 als Notfall-
mediziner mit Blaulicht und Martinshorn unterwegs.
In seinen Bestseller-Büchern beschreibt er tempo-
reich und feinfühlig Notfalleinsätze, die ewig in seiner
Erinnerung bleiben werden. Mal war das Erlebte
besonders kurios, manchmal ausgesprochen tragisch.
Dabei ist der Autor authentisch und immer nah bei
seinen Patienten und deren Angehörigen.

Dr. med. Christoph Schenk

Blaulicht und Blutmond

- Im Einsatz zwischen Leben und Tod -

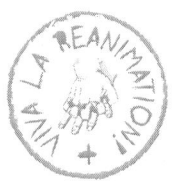

Impressum

Dr. med. Christoph Schenk: Blaulicht und Blutmond –
Im Einsatz zwischen Leben und Tod (1. Auflage)

ISBN: 978-3-947738-70-0
© 2020 Kampenwand Verlag
Raiffeisenstr. 4 · D-83377 Vachendorf
www.kampenwand-verlag.de

Versand & Vertrieb durch Nova MD GmbH
www.novamd.de · bestellung@novamd.de ·
+49 (0) 861 166 17 27

Covergestaltung und Fotos: Ingo Hoffmann
Lektorat: Tanja Kehler
Korrektorat: Renate Wieland, Volker Machura
Druck: Sowa Sp. z o.o., ul. Raszyńska 13, 05-500
Piaseczno

Fragen, Lesungen, Kritik:
info@viva-la-reanimation.de

Ähnlichkeiten mit real existierenden Personen und
Orten sind rein zufällig.

Für meine Söhne und TT.

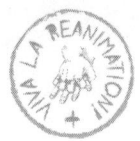

Hinweis

Zur besseren Lesbarkeit schreibe ich in meinen Geschichten von „Sanitätern" oder kurz: „Sanis".

Die korrekten Berufsbezeichnungen dieser nicht-ärztlichen Rettungsdienstmitarbeiter*innen lauten: Notfallsanitäter*in, Rettungsassistent*in und Rettungssanitäter*in (in absteigender Reihenfolge der Qualifikation und Ausbildungsdauer).

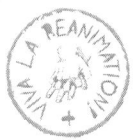

Inhaltsverzeichnis

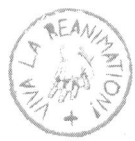

Jump

Kurz vor Dienstende piept es. Ich hole den Alarm-melder aus der Kitteltasche und lese auf dem Display:

„männlich, 52, Unfall, Kreisstraße 76, Klein Dehlum"

Schnell den weißen Kittel gegen die rote Jacke tauschen und runter zur Klinikpforte. Nach einer Minute Wartezeit im kalten Nieselregen braust Daniel mit dem signalroten Passat um die Ecke.

„Das ist doch genau das Wetter, was man sich für eine anständige Straßenrettung wünscht. Nieselregen, vier Grad!" begrüßt mich der Sani.

„Ich wünsche mir Feierabend! Und eine Mütze! Sonst nichts!" entgegne ich.

Unsere Fahrt bis zur genannten Einsatzstelle dauert gut 18 Minuten. Die Sicht- und Straßenverhältnisse sind katastrophal. Als wir Klein Dehlum endlich erreichen sehen wir schon aus der Ferne orangenes Blinklicht. Dazwischen einzelne Blaulichter. Daniel schlängelt sich am Stau der vor uns stehenden Autos vorbei, bis wir hinter einem einzelnen Polizeiauto parken, vom Rettungswagen keine Spur.

Ich steige aus dem Auto aus, schnappe mir den Notfallrucksack und das EKG. Es ist eisig kalt. Ein fieser Ostwind fegt über den kleinen Ort, dazu der Regen. Richtig mies.

Daniel und ich laufen in Richtung der beiden Polizisten. Sie stehen bei einem Mann, der komplett durchnässt auf der Straße liegt. Neben dem Verletzten hockt eine Frau, die ihm die Hand hält und unablässig auf ihn einredet:

„Klaus, es wird alles gut!"

„Klaus, bleib bei mir!"

„Klaus, wir schaffen das!"

Ich stelle mich knapp vor, dann berichtet mir der ältere der beiden Polizisten was passiert ist. Ich wende mich unserem Patienten zu.

„Hallo, können Sie mich hören?"

„Klaus, antworte doch!" fordert ihn seine Frau auf.

Der Mann öffnet träge die Augen.

„Ja, ich kann Sie hören."

„Was tut Ihnen weh?", frage ich weiter und taste nach Klaus' Puls am Handgelenk, den ich zum Glück kräftig unter meinen Fingern spüre.

„Nur mein Rücken."

„Daniel, gib Sauerstoff. 15 Liter. Und hol dann die Wärmefolie! Und bring noch eine Einmaldecke mit!", bitte ich den erfahrenen Sani und dann weiter zu Klaus:

„Ich untersuche Sie jetzt rasch hier draußen. Wenn der Rettungswagen da ist, gehts gleich ins Warme! Bitte bewegen Sie sich nicht!"

Meine kurze Untersuchung ergibt folgende Befunde: heftige Schmerzen im Bereich der Brustwirbelsäule, sowie eine Fehlstellung am rechten Handgelenk und reichlich Schürfwunden. Sonst scheinbar nichts! Keine schwere Blutung, kein Hinweis auf eine Lungen-, Bauch- oder Schädelverletzung, keine Lähmungen.

Daniel ist zurück.

„Ich lege jetzt den Tropf. Wickle Du den Mann in die Wärmefolie ein. Die beiden Polizisten können die Einmaldecke als Regenschirm über uns halten!"

Mit eiskalten, klammen Fingern geht mein erster Versuch, eine Vene zu punktieren, voll in die Hose. Der zweite klappt. Infusion läuft. Endlich trifft nun auch der RTW ein.

„Kümmert Euch bitte um den Halskragen! Danach eine Schiene an den rechten Unterarm. Ich gebe gleich noch Schmerzmittel und dann legen wir den Mann gemeinsam auf die Vakuummatte!"

„Fentanyl?", fragt mich Daniel.

„Lieber Ketanest und Dormicum!", antworte ich.

Während die beiden RTW-Sanis vorsichtig erst den straffen Kragen um Klaus' Hals und Nacken legen und danach den gebrochenen Unterarm stabilisieren, gibt mir Daniel nacheinander die zwei Medikamente. Kurze Zeit später legen wir unseren Patienten ganz behutsam zu viert auf die Vakuummatte. Er bekommt davon nichts mehr mit. Auch nicht davon, dass wir ihn im Auto zu zweit an unseren Überwachungsmonitor anschließen.

Blaulicht an und los.

Auf der Fahrt in die Unfallchirurgie untersuche ich Klaus nochmal von Kopf bis Fuß, finde aber auch jetzt keine weiteren Verletzungen. Sein Kreislauf ist unverändert stabil. Eine gute halbe Stunde später erreichen wir unser Ziel. Einsatz beendet.

Rückschau - Was war Klaus widerfahren?

„Ja, ja! Mir gehts gut. So gut wie lange nicht mehr! Ich freue mich auf das Wochenende zuhause. Endlich mal wieder im eigenen Bett schlafen. Nach so langer Zeit!"

„Na dann genießen Sie die Zeit mit Ihrer Frau. Ich wünsche Ihnen zwei schöne Tage. Wir sehen uns dann am Montag wieder!"

Klaus reicht Frau Dr. Müller die Hand und verlässt das Arztzimmer.

„Schön, wie er sich entwickelt hat. Vor einem halben Jahr sah das ja noch ganz anders aus!", denkt sich die Psychiaterin und wendet sich dem Aktenstapel auf ihrem Schreibtisch zu.

Marion geht zur gleichen Zeit aufgeregt im Foyer der Landesklinik auf und ab. Sie ist mit Klaus schon fast 28 Jahre verheiratet.

Seit einem halben Jahr ist ihr Mann aber nicht mehr zu Hause gewesen.

Im Herbst vergangenen Jahres war es, als Klaus sich das Leben nehmen wollte. Mit Tabletten. Unmengen von Tabletten. Er schluckte alles was er fand: Blutdruckmittel, Paracetamol, Erkältungsdragees und Aspirin. Insgesamt fast 100 Pillen. Dazu eine halbe Flasche Wodka. Marion kam damals gerade noch rechtzeitig vom Sport zurück. Sie fand Klaus bewusstlos im Wohnzimmer vor dem Sofa liegend. Auf dem Tisch vor ihm die leeren Tablettenschachteln, der Rest vom Wodka und ein Abschiedsbrief. Darin stand in knappen Worten mit krakeliger Handschrift:

„Ich kann nicht mehr. Meine Kraft ist am Ende. Verzeih mir was ich tue! Es gibt für mich keinen anderen Ausweg. Ich wünsche Dir viel Glück! Dein Klaus."

Nach zehn Tagen Akutmedizin wurde der 52-jährige direkt von der Uniklinik in die Psychiatrie verlegt.

„Geschlossene Männerabteilung" wegen anhaltender Suizidgefahr. Verriegelte Türen, Gitterstäbe vor den Fenstern und eine gute handvoll Psychopharmaka morgens und abends, die ihn seine Umwelt wie durch Watte erleben ließen.

Klaus' Freiheit war vorübergehend weg, aber nach einigen Wochen ging es aufwärts.

Erst nur sehr langsam, dann jedoch mit immer größeren Schritten. Er fühlte sich täglich besser, nahm regelmäßig an den Einzel- und Gruppentherapien der Klinik teil und war sogar beinahe täglich im Sportraum. „Ein gesunder Geist wohnt in einem gesunden Körper!" stand dort auf weißen der Wand geschrieben.

Seine Lebensfreude war zurückgekehrt.

Auch die behandelnden Ärzte waren einigermaßen überrascht vom schnellen Fortgang seiner Genesung. Und so war es dann nur konsequent, dass Klaus nach einem Monat von der geschlossenen Abteilung auf die „Allgemeinstation" verlegt wurde. Er genoss die zurückgewonnene Freiheit. Klaus besorgte zusammen mit anderen Erkrankten den wöchentlichen Einkauf, kochte für seine fünf Mitpatienten und half den Krankenschwestern seiner Station, wo es nur ging.

Heute an diesem Februartag nun ein weiterer großer Schritt in Richtung auf seine vollständige Genesung. Als Klaus seine Frau Marion in der Vorhalle der Klinik sieht, werden seine Schritte schneller und seine Augen beginnen zu leuchten. Die beiden fallen sich in die Arme, halten sich lange Momente fest gedrückt in den Armen. Dann gehen sie, ohne ein Wort zu sagen, durch kalten Nieselregen zum Parkplatz, auf dem das Auto steht. Knapp vierzig Kilometer sind es nun noch bis nach Hause.

Auf halber Strecke hält Marion an einer Tankstelle an.

„Ich mache nur rasch den Tank voll, dann gehts auch schon weiter!"

Klaus nickt still. Und während sich Marion jetzt um das Auto kümmert, schaut sich Klaus im Auto um.

„Muss ich demnächst mal wieder putzen. Innen und außen. So schmutzig war unser Auto lange nicht!", denkt er und beginnt auch gleich die Handschuh-ablage vor ihm aufzuräumen. Alte Parkhausbelege, Quittungen, eine leere Schachtel Kinderschokolade.

„Kann alles in den Müll!", sagt er leise und schüttelt den Kopf.

Da hält er plötzlich einen Brief in der Hand. „Einschreiben" steht da mit dicken Lettern drauf. Und weiter: „An Klaus und Marion Meier". Er öffnet den Briefumschlag und beginnt zu lesen.

Ihm schnürt es schon beim Lesen des ersten Absatzes die Kehle zu...

Kurz bevor Marion wieder ins Auto steigt, legt er das Einschreiben zurück in die Ablage.

„Dann wollen wir mal weiterfahren!", sagt Marion Sekunden später, schließt die Fahrertür und startet den Motor.

Ihr Mann antwortet nicht. Sagt keinen Ton. Klaus bleibt nach außen ganz ruhig, im Inneren jedoch kocht er. 1000 Gedanken rasen ihm durch den Kopf. Er hat das Gefühl, dass sein Schädel gleich platzt.

Fünf Kilometer später führt die schnurgerade Kreisstraße die Eheleute durch ein kleines Dorf. Marion hält sich strikt an die Geschwindigkeits-beschränkung von 50km/h. Klaus ist immer noch still, scheint gedankenversunken.

„Klaus, ist alles in Ordnung? Du bist so ruhig?", fragt Marion und gibt am Ortsausgang von Klein Dehlum wieder Gas.

Da öffnet ihr Mann unvermittelt seinen Sicherheitsgurt, reißt im gleichen Moment die Beifahrertür auf und springt bei etwa 60 km/h aus dem fahrenden Auto. Er klatscht auf den nassen Asphalt, überschlägt sich einige Male und bleibt nach gut zwanzig Metern regungslos am Straßenrand liegen...

Nachtrag:

Klaus hatte sich neben der Unterarmfraktur drei Brustwirbelkörper gebrochen. Er lag insgesamt knapp drei Wochen in der Unfallchirurgie. Anschließend hat er seine Therapie in der Landesklinik fortgesetzt.

In dem erwähnten Einschreiben, das Klaus zum Sprung aus dem Auto veranlasste, drohte die Sparkasse den Eheleuten mit der Zwangsversteigerung ihres Einfamilienhauses. Marion und Klaus hatten einzelne Kreditraten nicht begleichen können.

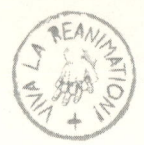

Susanne

Schweiz. Winter 2008.

Seit Dienstbeginn heute morgen um acht piept es ununterbrochen. Talstation hier, Bergstation da. Ein Ski- oder Snowboardunfall nach dem anderen. Das Wetter der letzten Tage trägt Mitschuld daran: tagsüber herrlicher Sonnenschein und des nachts strenger Frost. Das lässt den Schnee über den Tag schmelzen und sulzig werden. In der Nacht friert er dann knüppelhart. So ist dann beinahe jeder Sturz ein „Treffer": ausgekugelte Schultern, verdrehte Knie, Wirbelsäulen- und Schädelhirnverletzungen. Das ganze Programm...

Giovanni, Hinrich, Bjarne und ich sitzen ausgelaugt um kurz vor sieben endlich mal für etwas längere Zeit auf dem Sofa der Rettungswache. Essen, trinken, Wunden lecken.

Zur gleichen Zeit klingelt in der Notrufzentrale das Telefon.

„Rettungsleitstelle Bern. Was können wir für Sie tun?"

Der Stimme nach ist ein Kind am anderen Ende der Leitung.

„Mein Papa ist krank. Schläft und zuckt!"

„Mit wem spreche ich denn?"

„Mit Susanne."

„Bist Du allein?"

„Ja. Mama ist mit Oma spazieren!"

„Wo bist Du denn? Weißt Du wo Du wohnst?"

„Wir sind in den Skiferien."

„Susanne, warte mal. Nur ganz kurz!"

Der Disponent der Rettungsleitstelle öffnet rasch an seinem Computer ein Programm zur Ortung von Festnetztelefonnummern. Der Monitor zeigt ihm innerhalb von Sekunden die Adresse jenes Apparates an, von welchem aus Susanne anruft. Während er nun die Alarmierung von Notarzt und Rettungswagen vorbereitet, spricht er gleichzeitig wieder mit der jungen Anruferin.

„Atmet Dein Papa?"

„Er grunzt!"

„Kannst Du ihn wecken?"

„Hab ich schon versucht. Er schläft. Und zuckt!"

„Mach Dir keine Sorgen. Gleich kommen Leute, die sich um Deinen Papa kümmern!"

Ein letzter Klick am Computer und kurze Zeit später piept es bei uns gleichzeitig in vier Hosentaschen.

„Krampfanfall. Unterheiderstrasse 15" steht auf dem Display des Alarmmelders.

„Irgendwann muss es aber auch mal aufhören. Die Pisten sind längst geschlossen!", sagt Hinrich und steht vom Sofa auf.

„Alles hat ein Ende nur die Wurst hat zwei...!" bekommt Hinrich eine gesungene Antwort von Giovanni, der sich schon seine Stiefel anzieht.

Gemeinsam gehen wir in die Fahrzeughalle. Blaulicht an und los.

„Susanne, kannst du schon allein die Wohnungstür aufmachen?", fragt der Disponent derweil die kleine Anruferin.

„Ich bin schon acht!"

„Super! Dann pass jetzt mal gut auf: wenn Du ein Auto mit Sirene hörst, dann öffnest du ganz schnell die Tür und lässt die Männer rein, die Deinem Papa helfen wollen. Dann zeigst Du den Männern gleich wo dein Papa liegt!"

Schon nach drei Minuten erreichen wir die angegebene Adresse in einer Ferienhaussiedlung. In der geöffneten Wohnungstür steht ein kleines Mädchen im Schlafanzug. Wir schnappen unsere Ausrüstung und gehen zu dem Kind.

„Hallo, hast Du uns angerufen?"

Das Mädchen schaut mich schüchtern an und nickt.

„Wie heißt Du denn?"

„Susanne!"

„Was ist denn passiert?"

„Mein Papa liegt oben im Zimmer und zuckt!", antwortet mir Susanne, dreht sich um und rennt auch schon die Treppe ins erste Obergeschoss hinauf. Wir können ihr kaum folgen. Oben angekommen zeigt die kleine Susanne auf Rainer, ihren Vater, der auf dem Fußboden liegt. Sein Gesicht ist tiefblau und zur Fratze verkniffen, seine zuckenden Arme sind vor den Brustkorb gebeugt und Schaum quillt Mund. Er röchelt. Das Vollbild eines Krampfanfalles.

Und die acht-jährige Tochter sieht das hier alles mit an...

„Bjarne, geh mit Susanne ins Nebenzimmer! Spielt irgendwas!"

Das Kind muss irgendwie abgelenkt werden. Jedenfalls raus hier aus dem Zimmer. Zum Glück lässt sich die Kleine darauf gleich ein. Der junge Sani und Susanne verlassen das Zimmer. Dann beginnen wir, jetzt nur noch zu dritt, mit unserer Arbeit.

„Mach mal gleich den Sauerstoffsensor an den Finder und dann die Absaugung fertig!", sage ich zu Giovanni und dann weiter zu Hinrich:

„Sauerstoff mit Maske. Fünfzehn Liter! Danach Dormicum mit Vernebler!"

Ich knie mich neben Rainer und beginne mit der Untersuchung. Er reagiert nicht auf meine Frage, ob er mich hören kann. Dann ein Blick in Rainers Augen. Das gelingt erst nicht, der Krampfanfall lässt ihn die Augen fest zusammenkneifen. Irgendwie schaffe ich es dann doch, mit beiden Händen die Lider kurzzeitig auseinander zu drängen, so dass ich das Schwarze in Rainers Augen sehen kann. Auf beiden Seiten sind die Pupillen mittelweit gestellt.

Giovanni reicht mir den Absaugkatheter. Vorsichtig schiebe ich das Schlauchende zwischen Rainers Lippen hindurch und versuche nun so gut es geht den blutigen Schleim wegzusaugen. Ich bin nicht sehr erfolgreich, kann nur wenig rote Spucke von den Lippen und aus den Wangentaschen entfernen. Der Krampf lässt Rainer seine Zähne so fest zusammen-beißen, dass ich nicht in die Mundhöhle gelangen kann. Immerhin wird das Röcheln aber doch weniger.

Ich setze Rainer nun die Maske mit dem Sauerstoff auf sein Gesicht.

„Was sagt die Sättigung?"

„84% Sauerstoffgehalt im Blut!", antwortet mir Giovanni, der den besten Blick auf unseren Über-wachungsmonitor hat.

Kurze Zeit später klettert der Sauerstoffgehalt dank Absaugen und Sauerstoffmaske.

„Jetzt 89%"

Rainer krampft unverändert. Hinrich reicht mir nun das Medikament, mit dem ich den epileptischen Anfall stoppen möchte.

„Hier! Zwei Milliliter Midazolam. 5 Milligramm pro Milliliter. Samt MAD."

MAD ist die Abkürzung für „Mucosal Atomization Device". Das ist ein kleiner Spritzenaufsatz, der (samt Spritze) auf ein Nasenloch aufgesetzt wird. Drückt man nun den Spritzeninhalt aus der Spritze, so wird das flüssige Medikament durch das MAD in Sprühnebel verwandelt, quasi atomisiert. Dieser Medikamentennebel ist so fein, dass er optimal durch die Nasenschleimhaut (med.: Mucosa) in die Blutbahn aufgenommen wird. Von hier aus gelangt der Wirkstoff dann an seinen Bestimmungsort, in diesem Fall in das Gehirn.

Die Möglichkeit, Medikamente über die Nasenschleimhaut zu verabreichen anstatt in eine Vene zu injizieren, ist gerade bei Krampfanfallpatienten und bei kleinen Kindern ein großer Vorteil: im Krampfanfall ist es ausgesprochen schwierig, einen Tropf zu legen, da der Patient seine Arme nicht ruhig hält. Bei Kindern, vor allem bei Babys mit speckigen Armen, ist das

Tropflegen ohnehin eine Herausforderung. Und noch ein Vorteil: das MAD-Verfahren tut nicht weh.

Ich nehme Rainer kurz die Sauerstoffmaske vom Gesicht. Er krampft ohne Unterlass. Nun spraye ich jeweils einen Milliliter in jedes Nasenloch. Insgesamt 10 Milligramm des Sedativums sollten reichen. Nach einer kleinen Ewigkeit lässt Rainers Zucken nach. Sein Gesicht entspannt sich zusehends und seine Arme sacken kraftlos neben sich auf den Boden. Er scheint jetzt zu schlafen. Ich schaue ihm nun noch einmal in die Augen. Alles in Ordnung, auch die Pupillen-reaktion, als ich mit meiner Taschenlampe in Rainers Augen leuchte.

„Dann verkabeln wir ihn jetzt komplett, und ich lege noch einen Tropf. Danach fahren wir ihn in die Neurologie!"

Nachdem unser Patient an den Überwachungsmonitor angeschlossen ist und die erste Infusion läuft, legen wir ihn gemeinsam auf unser Bergetuch, um ihn ins Erdgeschoss zu tragen. Just in diesem Moment öffnet sich unten die Haustür. Wir hören eilige Schritte die Treppe emporkommen, dann steht eine aufgeregte Frau neben uns.

„Oh Gott, was ist passiert?", fragt mich die schockierte Dame mit weit aufgerissenen Augen.

„Ihr Mann hatte einen Krampfanfall. Ihre Tochter hat uns per Telefon alarmiert. Das hat sie super gemacht.

Nun ist Susanne nebenan. Ein Kollege von uns kümmert sich um sie!"

Die Frau scheint fürs Erste erleichtert, daher frage ich sie:

„Ist Ihr Mann Epileptiker? Kennen Sie das? Hat er schon mal gekrampft?"

„Nein. Das ist das erste Mal. Mein Mann hat Lungenkrebs nach 25 Jahren an der Zigarette. Und seit drei Wochen wissen wir jetzt auch von Metastasen in seinem Gehirn."

Mir läuft ein kalter Schauer über den Rücken. Ich halte kurz inne und frage dann:

„Hat Ihr Mann in den letzten Tagen über neue Probleme geklagt? Kopfschmerzen? Übelkeit?"

„Ja. Seit zwei Tagen war ihm ständig schlecht."

„Ihrem Mann geht es jetzt soweit ganz gut und sein Kreislauf ist stabil. Alle gemessenen Werte sind in Ordnung. Wir bringen ihn nun runter ins Auto und dann zur Überwachung in die Neurologie. Sie können ja später nachkommen!"

Rainers Frau nickt. Ihr stehen die Tränen in den Augen.

Wir starten mit dem Rettungswagen in Richtung Krankenhaus. Als ich gerade anfange das Einsatzprotokoll auszufüllen, fängt Rainer unvermittelt erneut an zu krampfen. Sein ganzer Körper wird von einem heftigen epileptischen Anfall erfasst.

„Halt an!", ruft Giovanni durch die kleine Luke in die Fahrerkabine. Hinrich hält sofort am Seitenstreifen der Kantonsstraße an.

„Gib mir nochmal Midazolam!" sage ich zum Sani, da schlägt in der gleichen Sekunde der Monitor Alarm: die Sauerstoffsättigung ist auf 89% gefallen, der Puls auf 48. Ein kurzer Blick in Rainers Augen. Die rechte Pupille ist nun deutlich grösser als die linke.

„Verdammt! Hirndruck!"

Es passt alles zusammen: die Metastase, die Übelkeit, das Krampfen und nun noch die Kreislauf- und Atemverlangsamung!

Tochtergeschwülste von bösartigen Tumoren führen im Kopf häufig zu einem Hirnödem, also einer Wasser-ansammlung im Gehirn. Das Ödem wird durch die Tumorzellen verursacht, welche die umliegenden Blutgefäße und Zellen schädigen und für Flüssigkeiten durchlässiger machen. Diese Wassereinlagerungen rund um den Tumor lassen das Hirn anschwellen und erhöhen so den Druck innerhalb des Schädels.

Anzeichen für eine Erhöhung des Druckes innerhalb des knöchernen Schädels sind Kopfschmerzen, Übelkeit, Bewusstseinsstörungen, Krampfanfälle, Störungen des Atemantriebes und der Herzfrequenz.

„Erst rasch Midazolam, dann Intubation und danach Dexa!"

Giovanni gibt mir jetzt eine weitere Spritze mit dem krampfdurchbrechenden Medikament, welches ich diesmal direkt in die Vene spritze. Nun beatme ich Rainer zunächst mit dem Maskenbeutel und unterstütze damit seine eigene Restatmung. Hinrich und Giovanni machen in der Zwischenzeit alles bereit für die Intubation: Narkosemedikamente aufziehen und das Material zur Beatmung vorbereiten. Als alles bereit liegt, legen wir Rainer in ein künstliches Koma. Von nun an übernimmt eine Maschine sein Luftholen.

„Hier, Dexamethason. 100 Milligramm!", sagt Hinrich und reicht mir das Medikament.

Dexamethason ist ein Kortisonpräparat, das bei erhöhtem Hirndruck angewendet wird. Es führt innerhalb von etwa einer Stunde zum (teilweisen) Abschwellen des Hirnödemes.

Nachdem ich die 100 Milligramm gespritzt habe, überprüfen wir noch einmal die Kreislaufwerte und setzen dann unsere Blaulichtfahrt fort. Nach gut 30 Minuten erreichen wir die Klinik, wo uns die Mitarbeiter der neurologischen Intensivstation längst erwarten. Nach einer kurzen Übergabe machen wir uns auf den Rückweg zur Wache.

Dieser Einsatz hat mich sehr angegriffen. Rainer und die kleine Susanne rasen durch meinen Kopf. Was passiert mit Rainer? Was wenn die kleine Tochter die Notfallnummer nicht gewusst hätte? Wie lange wird Susanne noch das Leben mit ihrem Vater teilen? Furchtbar...

Kurz bevor wie unsere Rettungswache wieder erreicht haben, bitte ich Giovanni nochmal bei der kleinen Susanne vorbeizufahren.

Als ich klingele, öffnet mit Susannes Oma die Tür. Ich erzähle ihr rasch, wie es Rainer bis zu seiner Einlieferung in der Klinik ergangen ist. Sie hingegen erzählt mir, dass ihre Tochter schon zur Klinik losgefahren ist. Dann frage ich die alte Dame, ob ich nochmal kurz mit ihrer kleinen Enkelin sprechen kann.

„Susanne, komm nochmal runter. Hier ist jemand, der mit dir reden möchte!"

Kurze Zeit später kommt die Achtjährige schüchtern die Treppe heruntergeschlendert.

„Hallo Susanne, ich wollte dir nur noch eben vorm Schlafengehen sagen, wie toll Du das vorhin gemacht hast, als Dein Papa so gezuckt hat!"

Susanne schaut verlegen zu Boden.

„Woher kanntest Du denn diese wichtige Telefonnummer?"

Sie grübelt einige Sekunden, dann antwortet sie wie aus der Pistole:

„Das haben wir im Kindergarten gelernt!"

„Wahnsinn", denke ich. „Die Notrufnummer kennen viele Erwachsene nicht!"

Dann will ich mich von den beiden verabschieden, da schießt es mir wie ein Blitz in den Kopf:

„Ich glaube Du hast heute Deinem Papa das Leben gerettet! Du bist eine richtig große Lebensretterin!"

Mehr kann ich nicht zu dem kleinen Mädchen sagen. Ich habe einen riesigen Kloß im Hals...

Nachtrag:

Ich weiß nicht, was das Schicksal für Rainer und Susanne weiter geplant hatte.

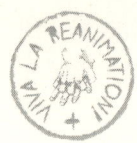

CSI Hintertupfingen

Sattgrüne Wiesen und dunkelbraune Kühe „fliegen" an uns vorbei.

Jan und ich rasen mit Blaulicht die Europastraße 6 hinauf. Hier und da Bergbauern bei der Heumahd. Es ist Hochsommer, Dienstag gegen 16 Uhr. Wenig Verkehr im Vergleich zum vergangenen Wochenende, als tausende von Motorradfahrern auf den österreichischen Alpenpässen unterwegs waren.

Vor gut zehn Minuten haben wir diesen Einsatz von der Rettungsleitstelle auf unsere schwarzen Alarmmelder bekommen.

„PKW-Brand, drei Insassen, E6, Nähe Hintertupfingen"

Wir haben noch einen ordentlichen Weg vor uns und mir ist jetzt schon schlecht von der Fahrerei. Serpentinen sind nichts für Flachländer. Als wir gerade das idyllische Obertupfingen erreichen, werden wir über Funk angesprochen:

„2-82-1 von Leitstelle!"

Jan antwortet umgehend:

„Hier 2-82-1"

„Blaulichtfahrt abbrechen! Ohne Sondersignal weiter zur Einsatzstelle. Wir haben eben gerade eine Rückmeldung der Feuerwehr erhalten. Ein Insasse des PKW ist tot, zwei weitere sind gar nicht, allenfalls leicht verletzt!"

„Verstanden!", antwortet Jan knapp und macht das Blaulicht aus. Mit magenfreundlicherem Tempo fahren wir weiter zum gemeldeten Einsatzort.

Nach einer knappen halben Stunde, kurz vorm Bergdorf Hintertupfingen, kommen wir endlich an. Unser Ziel ist eine vielleicht zwanzig Meter lange Parkbucht seitlich an der E6, die von Touristen gerne als Aussichtspunkt genutzt wird. Das Alpenpanorama präsentiert sich hier dem Betrachter in ganzer Breite und voller Schönheit.

Eine eindrucksvolle Aussicht habe ich jetzt jedoch nicht! Ich sehe vor Feuerwehr- und Polizeiautos erstmal gar nichts, vorallem nichts von einem brennenden PKW.

Nachdem Jan das NEF geparkt hat, steigen wir aus und gehen in Richtung der Feuerwehrleute. Erst jetzt, als ich die Gruppe erreicht habe, sehe ich den völlig ausgebrannten Kleinwagen vor den Männern.

Vom Auto ist nahezu nichts mehr übrig: die Karosserie ist vollständig ausgeglüht, keinerlei Lack mehr sichtbar. Die Reifen sind restlos verbrannt, selbst die Alufelgen sind komplett zerschmolzen. Das Dach des Autos wurde bei der Rettungsaktion von der Feuerwehr entfernt. Im Innern des PKW ist nur noch das verbogene Metallgestänge der ehemaligen Sitze sichtbar, die Polsterung wurde ein Opfer der Flammen, ebenso das Armaturenbrett. Es ist einfach weg, so als wäre es nie da gewesen. Einzelne blanke Bowdenzüge winden sich durch den ansonsten komplett verkohlten Innenraum. Mehr erkenne ich nicht.

Nur schwarze Kohle!

„Hallo, können wir noch irgend etwas tun?", frage ich den Einsatzleiter der Feuerwehr.

„Nicht viel! Vielleicht schaut Ihr Euch noch den Mann und die Frau da drüben an."

Der Feuerwehrmann zeigt auf zwei etwas abseitsstehende Personen. Dann berichtet er weiter:

„Sind beide auch in dem Auto gewesen. Allerdings nicht als das Feuer ausbrach. Der Mann hat erzählt, dass er die Frau noch aus dem brennenden Auto befreien wollte, kam mit seiner Hilfe aber leider nicht mehr rechtzeitig. Für diese Frau, die die ganze Zeit im Auto saß, kommt jede Hilfe zu spät!"

„Wo ist die tote Frau?"

„Die ist noch im Auto! Muß man schon sehr genau hinschauen.", antwortet er ernst.

Mir graust es. Habe ich eben wirklich einen menschlichen Leichnam übersehen?

Bevor ich das Auto nochmal genauer betrachte, gehen Jan und ich rasch zu dem etwa 40-jährigen Mann im blauen T-Shirt und der deutlich jüngeren Frau im roten Mini-Kleid.

„Guten Tag, wie geht es Ihnen? Können wir Ihnen irgendwie helfen?"

Vier fragende Augen schauen mich an. Ich bekomme keine Antwort, hake deshalb nochmal nach:

„Ist mit Ihnen soweit alles in Ordnung?"

„Non ti capisco!" entgegnet mir der große, braungebrannte Mann mit gesenkter Stimme.

Meine Zeit als Student auf Sardinien hilft mir auf die Sprünge. Offenbar handelt es sich bei den beiden italienische Touristen.

Ungelenk und mit gebrochenem Italienisch frage ich erneut:

"Fa male? Dolori?"

Der Mann schüttelt den Kopf, Schmerzen hat er nicht. Dann weiter:

"Aria buona?"

Er nickt. Luftnot plagt ihn offenbar auch nicht.

Die junge Frau sagt zu alldem gar nichts, deshalb frage ich ein weiteres Mal und schaue sie dabei direkt an:

"E tu? Va bene?"

Sie nickt und sagt: "Tutto ok.!"

Dann wendet sie ihren Blick wieder sofort von Jan und mir ab.

In der Zwischenzeit ist auch der Rettungswagen eingetroffen. Mit Händen und Füssen bedeute ich den beiden Touristen, mit mir zum signalgelben VW-Sprinter zu kommen.

„Braucht Ihr unsere Hilfe?", fragt Karl aus dem Fenster des RTW.

„Nehmt bitte diese beiden hier in eure Obhut. Und dann mal Blutdruck, Puls und Sauerstoffsättigung messen. Ich komme gleich wieder, gehe nur kurz zur Feuerwehr!"

Einen Moment später stehe ich neben dem Einsatzleiter der Feuerwehr und zwei Polizisten.

„Was ist denn hier bloß geschehen? Wie kann ein Auto plötzlich anfangen zu brennen?"

Der Ältere der beiden Polizisten antwortet mir:

„So wie ich den Mann verstanden waren die drei PKW-Insassen wohl hier im Urlaub. Sightseeing in den Bergen. Der jetzt toten Frau war es vom Fahren in den Bergen übel, deshalb hätten die Drei hier an der Parkbucht pausiert. Der Mann und die junge Frau seien spazieren gegangen, die andere Frau habe sich im Auto etwas von der Übelkeit erholt. Als die beiden nach ca. 15 Minuten wiedergekommen sind, habe das Auto schon voll in Flammen gestanden. Der Mann hat dann noch versucht seine Frau durch die Beifahrertür aus dem Auto zu ziehen, musste den Versuch aber schnell abbrechen!"

„Habe ich das eben richtig verstanden? Der Mann ist der Ehemann der Toten?"

Der Polizist nickt.

„Boah, Hölle! Wieso fängt ein Auto plötzlich an zu brennen?"

„Das wissen wir auch nicht. Eventuell der Katalysator überhitzt? Unsere Experten werden das sicher klären!"

Nach diesem kurzen Gespräch gehe ich nochmal zurück zum Autowrack. So sehr ich mich auch anstrenge, ich kann keine Frauenleiche entdecken! Die beiden Sitze im Fond des 3-Türers sind ein Opfer der Hitze geworden und auf den Resten der metallenen Sitzrahmen ist kein menschlicher Körper. Das gleiche Bild zeigt sich im Heck des Autos: Die Rücksitzbank ist nur noch ein kohlrabenschwarzes Metallgeflecht. Kein Leichnam zu entdecken.

Da plötzlich sehe ich im Beifahrerfußraum etwas Weißes aufblitzen. Ich traue meinen Augen nicht. Sind das Zähne? Als ich näher komme wird es deutlicher. Das sind tatsächlich die strahlendweißen Zähne der Verstorbenen. Jetzt löst sich das Suchbild „Kohle in

Kohle" langsam auf. Der gänzlich verbrannte und geschrumpfte Körper der Frau liegt diagonal im Auto. Kopf und Oberkörper sind vorne im Fußraum des Beifahrersitzes. Die Reste von Bauch und Becken liegen im Spalt zwischen Fahrer- und Beifahrersitz. Die Oberschenkel wiederum befinden sich hinten zwischen Fahrersitz und Rückbank. Die Unterschenkel und Füße sind vollständig verbrannt, nicht mehr zu sehen.

Horrorbilder! Unvergesslich! Ich möchte ganz schnell weg von hier!

Ich gehe nochmal zum Rettungswagen, um zu sehen, wie es den beiden Patienten geht.

„Alle gemessenen Werte sind bestens!", empfängt mich Karl. „Nichts Auffälliges!"

Ich entscheide mich nach dem eben Gesehenen dazu beide Touristen nochmal gründlich zu untersuchen. Beim Versuch die Dame zu retten, werden sie sicher Rauchgase eingeatmet haben...

Zunächst wende ich mich an die junge Frau. Ich finde nichts Krankhaftes. Kein Ruß im Rachen, als Hinweis auf eingeatmeten Qualm. Auch keine besonderen Atemgeräusche, keine Verbrennungen an Armen oder Beinen. Nichts. Sie macht allerdings einen niedergeschlagenen Eindruck. Kein Wunder nach dem Erlebten, denke ich...

Dann ist der Mann dran. Er hat an der Stirn zwei kleine, schwarze Rußflecken, so wie Schornsteinfeger sie haben, wenn sie sich den Schweiß von der Stirn wischen. Der Rachen des Italieners ist hingegen rosig, nichts Schwarzes zu sehen. Auch die Lunge hört sich unter meinem Stethoskop normal an. Nichts was auf ein Inhalationstrauma, auf das Einatmen von Rauchgasen hinweisen könnte. Im Gegensatz zur jungen Frau wirkt er gar nicht depressiv, eher gefasst und konzentriert.

Ich wende mich von den beiden ab und möchte Karl sagen, dass er die beiden zur Überwachung in das Kreiskrankenhaus bringen soll, da schießt mir ein Gedanke in den Kopf: Warum riechen die beiden überhaupt nicht nach Rauch?

Ich drehe mich rasch um und bedeute dem Mann, dass er mir nochmal seine Arme zeigen möge. Ich betrachte sie eingehend, kann allerdings keine einzige Rötung geschweige denn eine Brandblase finden. Und dann sehe ich sogar diese feinen Härchen auf seinem Handrücken und seinen Fingern. Allesamt ohne Anzeichen von Versengung.

Ich notiere unsere Messwerte und meine Befunde gründlich im Notarztprotokoll. Dann macht sich der RTW mit den beiden Patienten auf zum Krankenhaus.

Ich muß noch den Totenschein für die Brandleiche ausfüllen. Das geht schnell: unbekannte Leiche, unbekannter Todeszeitpunkt, nicht-natürlicher Tod.

Bevor Jan und ich zurück zur Wache fahren, gehe ich nochmal zu den Polizisten. Als ich den beiden Beamten gegenüberstehe, sage ich:

„Ich glaube nicht, dass der Mann versucht hat, seine Frau aus dem Auto zu retten!"

Ich begründe dies mit meinen Untersuchungsbefunden:

„Wenn er wirklich versucht hätte, seine Ehefrau aus dem brennenden Auto zu retten, dann hätte er jetzt keine Haare mehr an den Händen. Im Gegenteil: Rötungen oder Brandblasen hätte er, statt der feinen Härchen!"

„Die Kripo ist schon unterwegs. Mal sehen, wie sich alles aufklärt!"

Nachtrag:

Die Ermittlungen von Kriminalpolizei, Staatsanwaltschaft und Rechtsmedizin im Fall der "Brandleiche E6" dauerten über ein Jahr! Neben einem nationalen Ermittlungsteam, waren auch die italienische und thailändische Polizei involviert.

Der zeitliche Ablauf bis zum dramatischen Tod der Frau wurde anhand von Indizien rekonstruiert, Lücken in der Indizienkette durch den mutmaßlichen Verlauf ergänzt.

Giovanni T. kommt aus der Nähe von Mailand. Er hatte ein Jahr zuvor im Thailand-Urlaub die Einheimische Anong P. in einer Bar angesprochen. Die 26-Jährige verliebt sich „Knall auf Fall" in den gutaussehenden, großzügigen Mann. Nach zwei unbeschwerten Wochen macht Giovanni Anong einen Heiratsantrag. Sie konnte ihr Glück kaum fassen. Rasch wurde eine traditionelle Hochzeit arrangiert und bereits eine Woche später in Thailand geheiratet.

Giovanni sagte Anong zwei Tage später, dass er einen Anruf erhalten habe und dringend zurück nach Italien müsse. Seine Firma würde ihn umgehend benötigen.

"Tesoro, ich hole dich so schnell es geht nach Italia!", sagte er zum Abschied.

Nach einem Vierteljahr ist es dann soweit: Anong hält das Flugticket, das ihr Giovanni geschickt hat, in den Händen. Als Ehefrau von Giovanni kann die junge Thailänderin ohne großen Papierkrieg nach Italien einreisen. Anong fliegt mit Schmetterlingen im Bauch das erste Mal nach Europa, das erste Mal nach Mailand.

Kaum angekommen berichtet ihr Giovanni von großen finanziellen Sorgen. Anong müsse ihm dringend helfen, er kenne einen Weg, sehr schnell sehr viel Geld zu verdienen. Wenn sie ihn wirklich liebe, dann würde sie das sicher für ihn tun! Anong soll sich prostituieren, für ihn anschaffen gehen. Die junge Thailänderin weigert vehement, auf die geforderte Art zu helfen und liegt deshalb nur Sekunden später brutal zusammengeschlagen auf dem Fußboden des Wohnzimmers.

Doch das ist erst der Beginn ihres Martyriums!

Auch nach einigen Wochen, in denen Anong wieder und wieder von Giovanni misshandelt wird, um sie für die Prostitution gefügig zu machen, bleibt sie standhaft und verweigert die Tätigkeit als seine Sex-Arbeiterin.

Jetzt trifft Giovanni eine endgültige Entscheidung. Er wird sich seiner widerspenstigen Ehefrau für immer entledigen.

So klingelt eines Abends eine junge Frau an der Wohnungstür. Anong öffnet. Die Frau stellt sich als Giovannis Schwester Alessandra vor. Nach kurzem Smalltalk sagt die Italienerin, dass sie in Giovannis Auftrag da sei. Es täte ihm alles so unendlich leid. Und nein, ihr Bruder ist kein schlimmer Schläger, hätte halt Sorgen gehabt, wäre deshalb ausgerastet, aber nun seien alle Probleme aus der Welt geschafft. Er wünscht sich so sehr einen Neubeginn der Liebe zwischen Anong und ihm.

Gegen Ende des Gespräches fragt Alessandra Anong, was sie davon halten würde, gemeinsam mit ihr und Giovanni ein paar Tage in die Berge zu fahren. Eine zweite Chance für die Liebe? Die junge Thailänderin ist hin- und hergerissen. Schließlich willigt sie ein. Die

Erinnerung an die traumhafte erste Zeit mit Giovanni in ihrem Heimatland gibt ihr Hoffnung.

Am nächsten Vormittag startet das Dreiergespann im eigens für die Reise angemieteten Kleinwagen. Giovannis sagt, dass sein Mercedes in der Werkstatt sei. Für drei Personen würde dieses Auto schon reichen, und es ist schließlich auch billiger.

Gegen 13 Uhr hält Giovanni an einer Tankstelle. Die Kraftstoffanzeige leuchtet zwar noch nicht, aber alle haben Durst. Als er nach dem Bezahlen vom Tankshop zurückkommt, hat er drei Getränkebecher mit Wasser bei sich. Einen reicht er nach hinten zu seiner Frau auf der Rückbank. Den nächsten gibt er Alessandra, die auf der Beifahrerseite sitzt. Den letzten Becher behält er für sich und nimmt gleich, wie auch die beiden Frauen, einen großen Schluck daraus. Dann setzen sie ihre Fahrt auf der E6 fort.

Anong wird es nach kurzer Zeit schwindelig. Ihr Herz rast und vor ihren Augen verschwimmt die Umwelt. Alles um sie herum dreht sich. Dann kippt die junge Thai plötzlich zur Seite. Sie ist eingeschlafen.

Giovanni hat das alles exakt im Rückspiegel beobachtet, fährt aber zunächst weiter, bis er die kleine Parkbucht unterhalb von Hintertupfingen entdeckt.

„Hier ist es ideal!" denkt er sich und hält an.

Dann steigen Alessandra und er hastig aus dem Auto aus. Giovanni öffnet sofort die Heckklappe des PKW, holt einen Reservekanister heraus und übergießt Anong von Kopf bis Fuß mit Benzin. Den restlichen Treibstoff verteilt er im gesamten Innenraum des Autos. Als der Kanister leer ist, treten die beiden einige Schritte zurück. Es ist jetzt mucksmäuschenstill, kein anderes Auto oder Motorrad auf der E6 zu hören.

Nun passiert es: Giovanni fasst in seine Hosentasche und holt eine Packung Streichhölzer raus. Sekunden später steht das Auto vollständig in Flammen...

Zu den Indizien:

Ermittlungen im Mailänder Umfeld von Giovanni ergaben, dass er ein sog. "Loverboy" war. Sein Aussehen und seine Art machten Eindruck auf Frauen. Hatten sie sich in ihn verliebt, so brachte er sie nach und nach dazu, für ihn auf den Strich zu gehen. Das machte ihn im Zusammenhang mit dem dubiosen PKW-Brand Anongs Tod sehr verdächtig.

Zeitgleich mussten thailändische Verwandte von Anong in Asien ausfindig gemacht werden, um zu klären, ob es sich bei der „unbekannten" Toten überhaupt um Anong handelte. Das konnte mittels DNA-Test zweifelsfrei geklärt werden.

Die technische Untersuchung des PKW ergab, dass weder Brandauslöser noch Manipulationen am Auto zu finden waren. Insofern deutete einiges auf Brandstiftung zum Vertuschen eines Tötungsdeliktes hin.

Die Rechtsmediziner konnten aber mit den gängigen Methoden kein „Gift" in den wenigen nicht verbrannten Gewebeproben von Anong nachweisen. Das gelang erst durch internationale Zusammenarbeit. In einem amerikanischen Speziallabor konnte nach Monaten der Bruchteil von einem Milligramm „Liquid-Ecstasy" in Gewebeproben der jungen Frau nachweisen.

Schlussendlich dauerte es auch fast ein Jahr, um in dem völlig verkohlten Autoinneren noch den „Brandbeschleuniger" nachzuweisen. Das Benzin und seine Verbrennungsrückstände waren durch das langanhaltende Feuer auch weitgehend zerstört oder hatten sich verflüchtigt.

Giovanni und Alessandra sind zum Zeitpunkt dieser Erkenntnisse aber längst im wahrsten Sinne des Wortes „über alle Berge". Sie werden mit internationalem Haftbefehl gesucht.

Ob sie gefasst wurden weiß ich nicht.

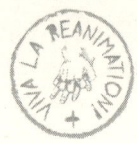

Dunkle Geheimnisse

Schweiz 2008. Was für ein misslungener Start in den Dienst!

Pünktlich um 7 Uhr übernehme ich den Pieper vom Kollegen der Nachtschicht. Nur zwei Minuten später schickt uns die Rettungsleitstelle in das örtliche Altenheim:

„Leblose Person".

Leblos bleibt die „Person" dann auch: bei der 93-jährigen Hilde können wir nichts mehr ausrichten. Sie ist mausetot. Seit Stunden bereits, wie die weit ausgeprägte Leichenstarre deutlich zeigt. Nachdem ich alle Formalitäten erledigt habe - Leichenschau, Totenschein, Telefonat mit den Angehören - fahren Jan und ich zurück zu Rettungswache. Der erste Kaffee des Tages wartet.

Kurz bevor wir aber in die Fahrzeughalle fahren wollen, piept es erneut.

„Chirurgisch, männlich, 48" steht auf dem Display.

„Kann doch nicht wahr sein!", grummelt Jan, wendet das signalgelbe Auto und nimmt Ziel Richtung Nachbarort. Mit Blaulicht fahren wir am glasklaren Bergsee vorbei. Ein paar Angler sind in ihren Booten auf dem Wasser und die nimmermüden „Frühmorgens-Schwimmer" ziehen kurze, eiskalte Bahnen.

Nach 13 Minuten erreichen wir die angegebene Adresse, das „Haus Erika".

„Haus" trifft es nicht gut. Gar nicht. „Villa Erika" sollte das Anwesen hier heißen, besser noch: „Palast Erika"! Ein riesiges parkähnliches Anwesen mit einer monströsen Jugendstil-Villa im Zentrum. Davor steht ein Rettungswagen.

„Geh schon vor, ich bringe die Medikamente hinterher!", sagt Jan.

Schnell eile ich den von Buchsbäumen gesäumten Kiesweg entlang, dann 10 Stufen hoch bis zum Eingangsportal. Hier werde ich von einer Frau in Empfang genommen. Die gepflegte, alte Dame weist mir mit resolut ausgestrecktem Zeigefinger den Weg zu der breiten Empore, die hoch in die oberen Etagen führt.

„Martin ist in seinem Zimmer, ganz oben im Dachgeschoß. Ich bin seine Stiefmutter!", sagt sie knapp, fast herrisch.

„Boah, was für ein Haus! Hier wohnt richtig viel Geld!", schießt es mir durch Kopf als ich die endlose Treppe hoch eile. Überall Ölgemälde und Bronzestatuen in allen Größen, goldene Lüster an den Wänden und dazu große Perserteppiche auf dem Marmorboden.

Außer Atem erreiche ich nach unzähligen Stufen das Dachgeschoß und stehe vor Martins Zimmer.

„Hier riecht es aber komisch!", denke ich noch, kurz bevor ich den Raum betrete. Dann, als ich die Zimmertür ganz öffne, trifft mich der Schlag. Es stinkt erbärmlich! Eine Mischung aus dem fies-strengen Geruch „Wohnheim ohne Fenster für alleinstehende, schwitzende Männer" und dem süßlich-morbiden Duft einer Leichenhalle.

Mich würgt es!

Ich wende meinen Blick in das Zimmer. Die winzige Dachbodenkammer ist bis zum letzten Quadratzentimeter zugemüllt: schmutzige Kleidungsstücke, krümelige Zigarettenreste, blutige Taschentücher, dazwischen vergammeltes Essen, zerknitterte Pornoheftchen und ein vergilbter Computer.

Auf diesem „Müllberg" liegt Martin. Ein ausgezehrter, ungepflegter Mann mit filzigen Haaren, gelben, langen Fingernägeln und zotteligem Vollbart. Er hat nur eine dreckige Unterhose an, dazu ein verfärbtes T-Shirt. Im Unrat kniet ein Sani, der rhythmisch auf Martins

Brustkorb drückt, während der zweite Sani mit einem Beutel Sauerstoff in Mund und Nase des Patienten presst. Ich mache rasch zwei, drei Schritte nach vorne und übernehme den Beatmungsbeutel.

„Schnell, kleb' Du das EKG auf!", bitte ich den Sani und frage weiter:

„Was ist passiert?"

„Die alte Frau hat wohl ein Poltern gehört. Sie ist dann hoch und sah den Mann hier liegen. Dann hat sie gleich den Rettungsdienst angerufen! Als wir kamen hatte er keine Atmung und keinen Puls!"

Das EKG ist bereit.

„Mach eine Sekunde Pause!", bitte ich den drückenden Sani.

Der Monitor zeigt uns eine Null-Linie. Martins Herz steht still.

„Drück weiter! Und Du Jan, versuch einen Tropf zu legen!"

„Wissen wir sonst noch irgendwas von dem Patienten? Vorerkrankungen?"

Die Sanis schütteln den Kopf.

Ich blicke rasch zwischen zwei Beatmungen in Martins grüne Augen. Die schwarzen Pupillen sind riesig groß und zeigen keine Reaktion, als ich mit meiner Lampe hineinleuchte.

Die Sanis wechseln sich bei der kräftezehrenden Herzdruckmassage ab. Ich drücke ein weiteres mal reinen Sauerstoff in Martins Lungen. Dabei fällt mir zufällig eine winzig kleine Blutlache im Müll unter dem Kopf unseres Patienten auf.

„Womöglich vom Sturz eine Platzwunde am Kopf?," denke ich und taste mit meiner rechten Hand entlang des Hinterkopfes von Martin. An meinem Handschuh klebt nun Blut.

„So, der Tropf liegt!"

„Dann mach gleich Adrenalin fertig!"

Ich versuche die Wunde am Hinterkopf näher zu inspizieren, muss dazu aber den Beatmungsbeutel aus der Hand legen, damit ich beide Hände frei habe. Ich umgreife Martins Kopf rechts und links und drehe ihn vorsichtig zur Seite, um einen freien Blick auf das Hinterhaupt zu bekommen. Als der Kopf nun auf der linken Seite liegt, erkenne ich, dass die Haut hinter dem rechten Ohr und am Nacken dunkelviolett verfärbt ist. Ich betaste die Haut mit einem Finger, dann bin ich mir sicher.

„Wir können aufhören. Der Mann ist tot. Hier, hinterm Ohr und am Nacken, ganz eindeutig, Totenflecke!"

Ärzte können den Tod eines Menschen dann attestieren, wenn mindestens eines der drei sicheren Todeszeichen vorliegt: Totenflecke, Totenstarre oder Fäulnis. Außerdem auch dann, wenn „nicht mit dem Leben vereinbare" Verletzungen vorliegen (z.B. Enthauptungen). Die zeitliche Abfolge der genannten Veränderungen ist variabel und u.a. von Umwelt-einflüssen, insbesondere der Umgebungstemperatur abhängig.

Erste Totenflecke entstehen ca. 20 Minuten nach dem Ableben. Die volle Ausprägung erreichen sie nach etwa 3-16 Stunden.

Die Totenstarre breitet sich von der Kaumuskulatur und den kleinen Gelenken (Finger) nach unten, zu den großen Gelenken aus. Die Starre setzt ebenfalls etwa 20 Minuten nach dem Tod ein und erreicht ihr Maximum nach etwa 6-8 Stunden.

„Man, der war noch so jung! Keine 50 Jahre!", antwortet der junge Sani sichtlich betroffen.

„Bitte dreht ihn mal ganz auf die Seite!"

Gemeinsam legen wir Martin auf seine linke Körperhälfte. Ich streife ihm sein Shirt hoch. Jetzt sehen wir auch auf dem Rücken die typischen Totenflecken.

Ich habe immer noch nicht entdeckt, aus welcher Wunde am Kopf das Blut sickerte. Mit beiden Händen „kämme" ich mich jetzt durch die filzigen Haare des Toten. Ich kann nichts entdecken.

„Das gibt's doch nicht! Gib mir mal ein paar saubere Kompressen! Und dann leuchte mit der Taschenlampe hierher!", bitte ich Jan.

Zentimeter für Zentimeter untersuchen wir Martins behaarte Kopfhaut, immer dem winzigen Blutrinnsal folgend. Nach einiger Zeit entdecken wir die Blutungsquelle: ziemlich genau in der Mitte des Kopfes, am Übergang vom Scheitel- zum Hinterhauptbein, ist ein nur etwa erbsgrosses Loch.

„Was ist das denn? Wenn das Loch grösser wäre, dann würde ich jetzt denken ‚sieht aus wie eine Schußverletzung'!", sagt Jan.

Ich nicke. Dann drehen wir Martin zurück auf den Rücken, und ich frage in die Runde:

„Und, wo ist die dazugehörige Waffe? Ruft bitte die Polizei an. Und nichts mehr anfassen. Ich spreche in der Zwischenzeit mit der Frau!"

Während wir also auf die Polizei warten, gehe ich runter ins Erdgeschoß. Martins Stiefmutter sitzt am Kopf einer riesigen Tafel und frühstückt. Von silbernen Tellern! Ich habe das bisher immer nur im Fernsehen gesehen. Als sie mich wahrnimmt, blickt sie nur kurz auf, um sich danach sofort wieder ihrer Mahlzeit zuzuwenden.

„Ich muß Ihnen eine traurige Nachricht geben: ihr Stiefsohn ist tot!", sage ich mit kloßiger Stimme.

Die Dame blickt ungerührt zu mir, nickt dann und sagt:

„Das habe ich mir schon gedacht!"

Dann frühstückt sie weiter, so, als wäre nichts geschehen.

„Haben Sie einen Schuss gehört?" frage ich.

„Junger Mann, was reden Sie da? Bitte lassen Sie mich in Ruhe frühstücken und erledigen Sie Ihre Arbeit, anstatt solchen Unsinn zu verbreiten!"

Ohne noch ein Wort zu sagen verlasse ich die eiskalte Frau.

Als die Polizei eintrifft gebe ich den Beamten eine kurze Übergabe. Eine eingehende Leichenschau durch mich ist nicht verlangt, da Martins Leichnam zur Rechtsmedizin überführt wird.

Jan und ich sind erleichtert, als wir endlich das bedrückende „Haus Erika" verlassen können.

Unterwegs im Auto fragt mich Jan:

"Was für dunkle Geheimnisse verbergen sich wohl noch hinter den Mauern dieser Villa?"

Ein Schauer läuft mir über den Rücken.

Nachtrag:

Die Ermittlungen der Kriminalpolizei am Leichenfundort ergaben, dass sich Martin in der Tat selbst erschossen hat. Und zwar mit einem Kleinkalibergewehr (Kaliber .22 lfb). Das Spurenbild an der Waffe konnte eine Beteiligung durch Dritte ausschließen.

Die Einschußwunde wurde von den Rechtsmedizinern zwischen Adamsapfel und Kinnspitze gefunden. Uns blieb die kleine Wunde im völlig zerzausten Bart verborgen. Wohl auch deshalb, weil hier praktisch kein Blut ausgetreten war. Martin hatte sich demnach den Gewehrlauf senkrecht unter das Kinn gehalten und dann abgezogen.

Und das Gewehr? Wieso haben wir die Waffe nicht gesehen? Die Nachforschungen der Polizei ergaben, dass Martins Stiefmutter das Gewehr an sich genommen und versteckt hatte, als sie ihn leblos neben der Waffe in seinem Zimmer liegen sah.

Warum tat sie das? Martins Vater Hans war ein schwerreicher Industrieller. Er verstarb bereits vor vielen Jahren. Erika war dessen zweite, viel jüngere Frau und vormals Hans' Sekretärin. Martin war das Kind aus Hans' erster Ehe. Erika konnte das „fremde Kind" von Anbeginn an nicht leiden. Sie selbst blieb kinderlos und hat Martin im wahrsten Sinne des Wortes stets stiefmütterlich behandelt. Martins Vater konnte sein Kind gegenüber der herrischen Frau an seiner Seite kaum in Schutz zu nehmen.

Als sein Vater starb, zog sich Martin immer mehr zurück, fand „seinen Frieden" vor den immerwährenden Anfeindungen seiner ungnädigen

Stiefmutter schließlich in der Dachkammer der Villa, wo er einsam verwahrloste.

Erikas elitärem Freundeskreis blieb Martin deshalb zeitlebens verborgen. Und so sollte auch sein Tod ohne großes "Tamtam" vonstatten gehen. Gegenüber den Polizeibeamten gab sie später zu Protokoll:

„Ich dachte, das Gewehr muss weg, sonst kriege ich die Polizei ins Haus. Und so ein Aufsehen galt es unbedingt zu vermeiden!"

Warum er sich zu diesem Zeitpunkt das Leben nahm, konnte nicht geklärt werden. Unglücklich war sein Leben sicher schon lange.

Martin fand seine letzte Ruhestätte in einem Grab neben seiner leiblichen Mutter.

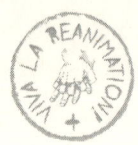

Läuse und Flöhe

Sommer 1999, kurz nach 20 Uhr.

Die halbe Schicht habe schon hinter mir. Die ersten zwölf Stunden habe ich in der Rettungswache vor allem mit Schwitzen verbracht. Seit Tagen ist es brüllend heiß und schwül. Das sonst so lebhafte Treiben im Aufenthaltsraum des DRK ist bleierner Trägheit gewichen. Jetzt, da die Sonne hinter den Bergen verschwunden ist, kühlt es endlich, endlich langsam ab.

In der Tagesschau wird gerade von schweren Waldbränden irgendwo im Osten Deutschlands berichtet. Da piept es.

„Bewusstseinsgestörte Person, männlich, 67"

Nach 12 Minuten Fahrt über die Landstraße stehen wir vor dem alten Fachwerkhaus, wo uns eine Frau im hellblauen Trainingsanzug an der Haustür erwartet.

Nachdem ich sie kurz begrüßt habe, frage ich:

„Worum gehts denn? Was ist passiert?"

„Mein Mann ist Diabetiker. Hat wohl zu wenig gegessen, nachdem er sich Insulin gespritzt hat. Jetzt ist er ganz benommen, sicher wieder mal unterzuckert!"

Die Frau geht uns im Hausflur voraus zu ihrem Mann, und ich denke im Stillen:

„Sehr gut! Wird eine schnelle Sache: Blutzucker messen, Tropf legen, entsprechende Menge Zuckerlösung zum Ausgleich des Unterzuckers spritzen, Blutzuckerwert dann nochmal kontrollieren. Zack. Bumm. Fertig. Zurück zur Wache."

Zusammen betreten wir das winzige Wohnzimmer. Hier hängt Gerd wie „Schluck Wasser in Kurve" auf einem beigen Sofa. Sein Blick ist trüb, abwesend und kalter Schweiß steht ihm im Gesicht.

Ich setze mich gleich neben ihn und frage:

„Hallo, guten Abend, können Sie mich hören?"

Gerd wendet seinen Blick zu mir, aber eine Antwort bekomme ich nicht. Dann frage ich seine Frau:

„Hat ihr Mann zuvor über irgendwas geklagt? Kopfschmerzen? Unwohlsein? Sonstwas?"

„Nein. War alles so wie immer. Bis zu dem Zeitpunkt, als er sich, wie jeden Abend, sein Insulin gespritzt hat."

„Dann legen wir jetzt einen Tropf und messen den Blutzucker!"

Nachdem Toto, der heutige Fahrer vom Notarztauto, den Zugang in eine Vene gelegt hat, gibt Rebecca einen Tropfen von Gerds Blut in das Blutzuckermessgerät. Nach drei Sekunden piept es. „Low" zeigt der Monitor an, also niedrig. Und zwar so niedrig, dass überhaupt kein Zucker mehr messbar ist.

Als Unterzucker (medizinisch: Hypoglycämie) wird eine zu geringe Menge an Glucose (Traubenzucker) im Blut bezeichnet. Nüchternwerte von 70-100 Milligramm Glucose pro Deziliter Blut gelten als normal. Dieser Blutzuckerspiegel garantiert die ungestörte Energieversorgung unserer Zellen. Ein Absinken des Zuckergehaltes im Blut unter diesen Normalwert führt zuerst bei den sehr stoffwechselaktiven Zellen (z.B. die Nervenzellen des Gehirns) zu Funktionseinbußen. Schläfrigkeit bis hin zu Bewußtseinsverlust sind die Folge.

Im Rettungsdienst ist eine Fehldosierung des blutzuckersenkenden Hormons Insulin der häufigste Grund für Hypoglycämien.

„Mach mal 8 Gramm Zucker fertig!", bitte ich Toto. Kurze Zeit später reicht er mir zwei Spritzen mit je 4 Gramm Glucose. Nachdem ich Gerd die Lösung gespritzt habe, beginne ich damit das zweiseitige Notarztprotokoll auszufüllen. Eine leidige Pflicht, die häufig länger dauert als der gesamte Einsatz. Krankenkasse und Personalien des Patienten, Einsatznummer und -zeiten, beteiligte Mitarbeiter und Fahrzeuge des Rettungsdienstes, Kranken-vorgeschichte usw. Als ich mit dem Kopf des Protokolls fertig bin, spreche ich unseren Patienten nochmal an:

„Na, geht es Ihnen wieder besser?"

Gerd schaut mich aus großen Augen an und nickt.

„Was war denn passiert?", fragt er mich.

Gerds Frau nimmt meine Antwort vorweg.

„Du warst mal wieder unterzuckert! Ich habe dir doch gesagt, dass du nach dem Insulinspritzen immer anständig essen sollst!", sagt sie mit strengem, fast vorwurfsvollem Ton.

Gerd guckt bemitleidenswert.

„Na, Hauptsache es geht ihrem Mann wieder besser!", versuche ich die Situation etwas zu entspannen. Das scheint zu wirken. Wenigstens traut sich Gerd nun noch etwas zu sagen:

„Danke, dass Sie mir geholfen haben. Das Gleiche ist mir vor Kurzem schon mal passiert. Da musste mein Hausarzt kommen!"

„Ihre Frau hat schon recht: Sie müssen nach dem Insulin ordentlich essen!", antworte ich Gerd und freue mich, dass es ihm nach so kurzer Zeit schon wieder viel besser geht und hake den Einsatz in Gedanken schon ab. Routinefall - fertig.

„Rebecca, kontrollier bitte nochmal den Zucker! Wenn der Wert jetzt komplett in Ordnung ist, dann lassen wir unseren Patienten hier und verabschieden uns!"

Während die Sanitäterin erneut den Glucosespiegel misst, wende ich mich dem weiteren Ausfüllen des Protokolls zu. Im Mittelteil muß ich nun u.a. die Kreislaufwerte notieren, die am Anfang des Einsatzes vorlagen: Blutdruck, Puls, Blutzucker und Sauerstoffgehalt des Blutes. Da wir bis auf den Zucker keine weiteren Werte gemessen haben, überlege ich kurz, ob ich die anderen Rubriken unausgefüllt lasse. Dann denke ich aber, „Ach, leere Felder, das sieht doof aus, messen wir noch schnell die anderen Werte!"

„Der Zucker ist jetzt 100!" sagt Rebecca.

„Das ist doch gut!", antworte ich ihr und bitte sie jetzt darum den Patienten noch kurz an den Überwachungsmonitor anzuschließen, um die leeren Protokollfelder ausfüllen zu können.

Kaum aber ist der kleine Sensor, der den Blut-Sauerstoffgehalt und den Puls misst, an Gerds Zeigefinger, da schlägt unser Monitor sofort Alarm.

Piiiep! Piiiep! Piiiep!

„Puls 36" blinkt rot auf dem Display. Hä? Was bitte ist das denn? Normal ist ein Puls von mindestens 60 pro Minute.

„Schreib noch rasch ein EKG!", sage ich knapp zu Toto und danach zu Gerds Frau:

„Ist irgendwas in der Vorgeschichte am Herz ihres Mannes bekannt? Rhythmusstörungen oder ein Infarkt? Sonst irgendwas?"

„Nö, er war erst neulich zu einem Gesundheitscheck."

„Geht es Ihnen wirklich wieder gut?", frage ich Gerd erneut, während Toto das EKG parat macht.

„Ja, jetzt ist wieder alles in Ordnung!"

Er scheint gar nicht zu bemerken, dass sein Herz viel zu langsam schlägt.

„Jetzt bitte kurz nicht sprechen und ganz gleichmäßig atmen. Wir wollen nun das EKG aufzeichnen!", fordert der Sani Gerd auf.

Als Toto fertig ist, reißt er den Papierstreifen mit der Herzstromkurve ab und gibt ihn mir. Das Kurvenbild sieht eigentlich völlig normal aus. Nur: es sind viel zu wenig Kurven, also viel zu wenig Herzaktionen!

Herzaktionen werden von Schrittmacherzellen, die im Herzmuskel liegen, ausgelöst. Der erzeugte elektrische „Funke" wird über ein ausgefeiltes Netz von elektrischen Leitungsbahnen über das gesamte Herz verteilt, so dass es beim gesunden Menschen zu einem regelmäßigen und koordinierten „Zusammenziehen" (med.: Kontraktion) der Herzmuskelzellen kommt. Das Blut wird so geordnet in die richtige Richtung gepumpt. Kommt es zu Störungen der Erzeugung des elektrischen Impulses oder der Weiterleitung dieses Stromes, resultieren Herzrhythmusstörungen, die im EKG sichtbar werden.

Es gibt unzählige Arten von Rhythmusstörungen. Im vorliegenden Fall (normales Kurvenbild, aber viel zu wenige Aktionen) hatte ich den Verdacht auf eine Störung bei der Erzeugung des auslösenden elektrischen Impulses, einen Fehler im Bereich des sog. Sinusknotens.

„Wir probieren es mit Atropin. Wenn das nicht klappt, müssen wir dringend den äußeren Herzschrittmacher benutzen!"

Nachdem Toto das Medikament aufgezogen hat, spritze ich ein halbes Milligramm Atropin in Gerds Ader. Gebannt schauen wir alle auf den Monitor. „Puls 36" blinkt da immer noch rot. Sekunden später zeigt der Monitor „Puls 42". Einen Augenblick weiter „Puls 54", dann „Puls 62".

Jetzt piept nichts mehr.

„Ok, hat zum Glück geklappt. Alles einpacken und dann los in die Klinik!" sage ich erleichtert in die Runde und dann zu Gerd:

„Wir müssen Sie jetzt doch mitnehmen. Die Herzspezialisten im Krankenhaus müssen sich dringend um Sie kümmern!"

Nach 20 Minuten geben wir Gerd wohlbehalten mit einem 60er Puls in der Klinik ab.

Und ich schwöre mir immer, immer, immer das Notarztprotokoll komplett auszufüllen. Hinter einer großen Laus kann sich auch noch ein ganz kleiner, aber gemeiner Floh verbergen.

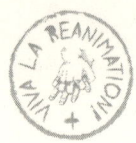

Hart wie „metal"

Nachmittags im Hochsommer 2014.

Seit zwei Wochen liegt eine flirrende Hitze über Deutschland. Auch nachts sinken die Temperaturen nicht unter 21 Grad. An den letzten Regen kann ich mich nicht mehr erinnern. An den letzten erholsamen Schlaf leider auch nicht...

Vier, fünf Sanis und ich sitzen lethargisch mit dunklen Augenrändern im Schatten des großen, grauen Zeltes. Uns steht der Schweiß auf der Stirn. Jede Bewegung erscheint zuviel. Der kleine Ventilator auf dem Feldbett nebenan müht sich ab, schafft aber keine Abkühlung.

Mir dröhnt der Kopf. Von der Hitze. Und von den ständigen 90-100 Dezibel in meinen Ohren, die von der riesigen Bühne kommen, die keine 100 Meter rechts von uns steht.

Willkommen beim Notarztdienst im „Metal Mekka"!

Was 1990 mit wenigen hundert Fans begann, ist jetzt das größte Heavy Metal Festival Deutschlands. Knapp

70.000 Fans sind heute auf dem 240 Hektar großen Festivalgelände versammelt. Menschen ohne Ende! Und was für Menschen...

Trotz der brütenden Hitze halten sich viele an den ungeschriebenen „Metal-Dresscode": mindestens schulterlange Haare, Holzfäller-Vollbart, schwarze Jeans, dunkles T-Shirt mit dem Motiv der Lieblingsband und dazu schwarze Springerstiefel. Die härtesten der harten Metaller tragen außerdem noch lange, schwarze Ledermäntel. Trotz der glühenden Sonne von oben. Keine Frage: das hier sind echte Kerle! Den Hitzetod vor Augen, ziehen sie dennoch ihr „schwarzes Programm" durch.

Die letzten Helden dieser Erde!

Seit 13 Uhr ist die Freiwillige Feuerwehr unter Leitung ihres Ortsbrandmeisters René und seinem Stellvertreter Fabian ununterbrochen damit beschäftigt, die Headbanger vor der Hauptbühne mit Wasser aus mehreren C-Schläuchen zu beregnen und damit abzukühlen. Ohne diese Feuerwehrjungs und -mädels wäre unser Behandlungszelt längst aus allen Nähten geplatzt. Aber so ist es ruhig. Zumindest medizinisch gesehen...

Bislang haben nur etwa 20 Festivalgäste unsere Hilfe in Anspruch genommen. Nichts Wildes: ein paar umgeknickte Füße, ein feuerroter Sonnenbrand und eine ganze Männertruppe mit „Magen-Darm" und Kopfschmerzen. Erstaunlicherweise aber kein einziges Opfer einer Schlägerei! Metal-Fans wissen offenbar wie gefeiert und getrunken wird: ausgelassen und friedlich. Großartig.

Plötzlich werde ich von meiner Liege aufgeschreckt! Durchdringende Hilfeschreie! Ganz in unserer Nähe und für Sekunden lauter als das Bühnenprogramm. Sofort kommt Bewegung in unser Phlegma. Ruckzuck sind wir vorm Behandlungszelt und schauen wer unsere Hilfe benötigt. Zwanzig Meter vor unserer Sanitätsstation entdecke ich einen dieser „letzten Helden" mit dunklem Ledermantel und schmerzverzerrtem Gesicht. Zwei Begleiter stützen den knapp zwei Meter großen Mann. Ich laufe dem Trio rasch entgegen. Der Hilfsbedürftige im Ledermantel drückt mit der ganzen Kraft seiner rechten Faust auf den Zeigefinger seiner linken Hand. Ihm laufen Tränen über die Wangen.

„Kommen Sie bitte gleich mit in unser Behandlungszelt!"

Was ist diesem Mann bloß passiert? Hat er sich den Finger amputiert?

Mit letzter Kraft schleppt sich der Hüne mit Hilfe seiner Kumpels bis auf eine unserer Behandlungsliegen. Dann sackt er kraftlos zusammen. Ich rüttele an ihm. Einer der Sanis beginnt am rechten Arm den Blutdruck zu messen.

„Hallo! Hallo! Bitte lassen Sie die Augen auf! Was ist denn passiert?"

Der Mann antwortet mit zerbrechlicher Stimme:

„Mein Finger!"

Mehr bringt er nicht heraus. Rasch wende ich mich deshalb den beiden Begleitern zu:

„Wisst Ihr was los ist?"

„Keine Ahnung. Kumpel *Johnny Lo* hat irgendwas am Gasgrill geschraubt. Dann schrie er plötzlich wie irre und hielt sich seinen Zeigefinger."

„Der Blutdruck ist 100 zu 50!", sagt der Sani. Ich entgegne:

„Gibst Du mir mal zwei, drei sterile Kompressen? Ich muss den Finger untersuchen!"

Johnny Lo schaut mich jetzt aus seinen verzweifelten Augen an.

„Keine Angst! Ich mache nichts Schlimmes. Ich sehe mir die Verletzung nur kurz an und mache einen sterilen Verband drauf. Und dann gehts auch schon ins Krankenhaus!", versuche ich den Metal-Fan zu beruhigen.

„Bitte Doktor, versprich mir, dass der Finger dranbleibt!", fleht er mich an.

Vorsichtig versuche ich *Johnny Lo*'s Faust zu öffnen, um das ganze Ausmaß der Verletzung betrachten zu können.

Keine Chance. Unser Patient hält die Faust krampfhaft um den Finger.

„Machen Sie sich keine Sorgen. Wir kümmern uns um Ihren Finger! Bitte zeigen Sie mir jetzt die Wunde!"

Ganz zaghaft, Millimeter um Millimeter öffnet der Mann nun die Faust und gibt den Blick auf seinen linken Zeigefinger frei.

Der Anblick von *Johnny Los* Verletzung lässt meinen Blick gefrieren. In mehr als 20 Jahren in der Unfallchirurgie habe ich noch nie, aber auch wirklich noch nie, eine kleinere Schnittwunde gesehen als diese hier! Ein winziger, vielleicht drei Millimeter großer, oberflächlicher Schnitt in der Mitte der Fingerbeere. Und Bluten tut's längst auch nicht mehr!

„Oh, da haben Sie ja noch mal Glück gehabt. Der Finger kann wahrscheinlich dranbleiben. Ich desinfiziere jetzt die Wunde, und dann ist es auch schon gut!", sage ich schmunzelnd.

„Das ist alles? Kein Verband?", fragt mich *Johnny Lo*.

Ich schüttele den Kopf.

„Ok, dann aber mindestens ein Pflaster! Ohne irgendwas geht das gar nicht!"

Gerade will ich auch das verneinen, da grinst mich Michael, der Sani, an und sagt:

„Warte mal, ich habe für diese schweren Fälle Spezialpflaster in der Verbandskiste!"

Eine halbe Stunde später verlässt *Johnny Lo* unsere Sanitätsstation. An seinem Zeigefinger prangt stolz ein buntes „Biene-Maja"-Pflaster...

Einsatz beendet - Patient gerettet!

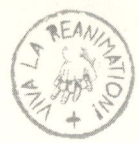

Ohne Hirn?!

Frühjahr 2007.

Vor der Rettungswache blüht der Kirschbaum. Und mir in den nächsten Stunden ein blaues Wunder.

Nachts werde ich aus dem Schlaf gerissen. Der Pieper auf dem Nachtschrank ist total erbarmungslos, sein Geräusch nervtötend.

Raus aus meinem warmen Bett, rein in die rote Hose, die schon seit gut fünf Stunden kalt über dem Stuhl hängt. Als ich mich in das Notarztauto setze, wartet Eugen bereits ungeduldig am Steuer.

"Wo bleibst Du denn?"

„Worum gehts?", frage ich zurück.

Noch schlaftrunken habe ich in aller Eile die Notfallmeldung auf dem Pieper gar nicht gelesen, sondern nur dem nervigen Ton ein schnelles Ende bereitet.

„Bewusstseinsstörung! Ganz hier in der Nähe!", antwortet Eugen.

Und in der Tat: nach nur vier Minuten stehen wir vor dem schmucken Einfamilienhaus, wo uns Marion schon erwartet.

„Hallo! Sie hatten uns verständigt?"

„Ja. Mein Mann war gerade ganz komisch. Er hat überhaupt nicht mehr reagiert!"

Marion geht durch den Flur im Erdgeschoss voraus. In der Mitte des Ganges weist sie uns den Weg in ein Zimmer, in dem Erich in einem Pflegebett liegt.

Der massige Mann schaut mich verwundert an, als ich ihn begrüße.

„Guten Abend! Ihre Frau hat uns verständigt, weil es Ihnen nicht gutgehen würde. Was fehlt Ihnen denn?"

„Nichts. Mir geht es gut. Alles bestens!"

Ich schaue die Eheleute verwundert an. Jetzt trifft auch die Besatzung des zeitgleich alarmierten Rettungswagens ein. Heute Nacht eine reine „Damen-Mannschaft", Anna und Heike, zwei langjährig erfahrene Sanis.

„Wir beide unterhalten uns einfach weiter und die Sanitäterinnen schließen Sie zu Sicherheit mal an unsere Überwachung an. Blutdruck, Puls et cetera!", antworte ich Erich.

Anna und Heike beginnen, Erich zu verkabeln.

„Weshalb liegen Sie denn in einem Pflegebett?"

„Parkinson. Schüttellähmung seit mehr als 20 Jahren!", nimmt Marion ihrem Mann gleich die Antwort vorweg.

„Und was ist vorhin genau passiert, bevor Sie uns angerufen haben?"

„Erich war wie bewusstlos. Ich habe ihn etwas gefragt, aber er hat nicht geantwortet. Hat mich gar nicht wahrgenommen!", entgegnet Marion.

„Tut Ihnen irgendwas weh? Kopfschmerzen oder sonst was?", wende ich mich wieder Erich zu.

„Mein Kopf ist ok. Ein bisschen Bauchschmerzen habe ich. Genau hier!", sagt Erich und fasst sich mit beiden Händen vorne rechts und links auf die Beckenvorsprünge.

„Wie? Der Knochen tut weh?"

Er nickt. Nachdem Erich wohl weder ein Problem mit den Atemwegen noch mit der Atmung hat, beginne ich mit der neurologischen Untersuchung des Mannes. Die Pupillen sind unauffällig, genauso wie seine Sprache und Mimik. Er kann meiner Bitte nach Bewegen der Arme und Beine sofort folgen. Alles kein Problem.

„Die Kreislaufwerte sind in Ordnung. Blutdruck und Puls wie bei einem Jugendlichen!" sagt Anna.

„EKG kommt auch sofort!", ergänzt Heike.

„Dann schaue ich mir jetzt mal Ihrem Bauch an", schlage ich unserem Patienten vor. Erich schiebt die Bettdecke runter und zieht anschließend sein T-Shirt hoch. Ein riesiger Bauch kommt zum Vorschein. Dick und rund! Vorsichtig beginne ich die schneeweiße Kugel abzutasten. Ich kann nichts feststellen, fühlt sich völlig normal an. Kein Druckschmerz und auch keine Abwehrspannung, wie etwa bei einer schweren Entzündung im Bauchraum. Ich nehme mein Stethoskop und höre den Bauch ab. Das Grummeln der Gedärme erscheint mir verstärkt, so wie typisch bei einem Magen-Darm-Infekt. Ansonsten kann ich nichts Ungewöhnliches feststellen, auch nicht an den knöchernen Beckenvorsprüngen.

Heike zeigt mir Erichs EKG, das ebenso „normal" ist, wie alles andere, was wir gemessen haben. Bleibt also einzig die vermehrte Darmtätigkeit als Auffälligkeit.

An die von Marion geschilderte Bewusstlosigkeit kann ich nicht recht glauben. Hat ihr Mann nur tief geschlafen als er nicht reagierte? Immerhin ist es mitten in der Nacht. "Wird schon nichts dran sein!" denke ich.

Ein großer Fehler, wie sich bald zeigen wird.

„Bringen wir den Herrn ins Bethesda-Krankenhaus. Verdacht auch Magen-Darm-Infekt, Gastroenteritis. Das kriegen sie dort hin!"

Die drei Sanis packen die Ausrüstung zusammen nachdem Eugen noch einen Tropf gelegt hat, und ich beginne das Notarztprotokoll auszufüllen. Jetzt lagern wir Erich gemeinsam auf unsere Trage.

In dieser Sekunde verdreht er plötzlich die Augen und wird kalkweiß. Kalter Schweiß läuft ihm aus sämtlichen Poren. Er hat sein Bewusstsein verloren.

Scheiße! Was ist jetzt los?

„Schnell, Kreislaufwerte messen!"

Ich untersuche Erich noch einmal. Dabei fallen mir sofort seine unterschiedlich weiten Pupillen auf: rechts riesig, links klein. Zum Glück atmet Erich noch selbständig.

„Narkose, Intubation und dann ab in die Neurochirurgie! Ruf schon mal dort an. Verdacht auf Hirnblutung!" ‚bitte ich Heike.

Bei bewusstlosen Menschen wird (auch wenn sie noch eine ausreichende Eigenatmung haben) in der Regel eine sogenannte Schutz-Intubation und Beatmung vorgenommen. Mit zunehmender Tiefe der Bewusstlosigkeit verschwinden nämlich die wichtigen Schutzreflexe, z.B. der Hustenreflex beim Eindringen von Fremdkörpern in die Luftröhre. Im Falle von Erbrechen könnte in diesem Fall Erbrochenes dann ungehindert in die Lunge gelangen. Dieses "Aspirieren" wird durch den Tubus verhindert.

In Windeseile zieht Eugen die notwendigen Medikamente auf, um Erich in ein künstliches Koma zu setzen. Anna bereitet zeitgleich alles für die Intubation vor, während Heike uns in der nahegelegenen Großstadt bei den Neurochirurgen anmeldet.

Läuft zum Glück alles wie am Schnürchen.

Nachdem ich Erich die Medikamente gespritzt habe, schiebe ich den Schlauch in seine Luftröhre. Unsere Maschine übernimmt von nun an das Beatmen.

Fünf Minuten später sind wir mit unserem Patienten im Rettungswagen, Blaulicht an und los.

Als wir starten, ist Erichs Zustand unverändert: Puls 105, Blutdruck 100 zu 50, EKG rhythmisch, Pupillen unterschiedlich groß.

Nach zehn Minuten auf der Autobahn bitte ich Anna nochmal, Erichs Blutdruck mit dem Stethoskop zu messen, da die automatische Messung irgendwie nicht klappt.

Die Sekunden schleichen dahin. Ungeduldig versuche ich den Puls am linken Handgelenk zu tasten. Nichts! Ich kann nichts fühlen!

„Allerhöchstens 70 systolisch!", sagt mir Anna jetzt.

Das passt dazu, dass ich keinen Puls fühlen kann und die automatische Messung ihren Dienst versagt. Der Blutdruck ist viel zu niedrig!

„Mach eine Druckinfusion fertig. Wir müssen irgendwie den Kreislauf in Gang halten!", antworte ich der Sanitäterin.

Mir rast der Kopf: Warum ist der Blutdruck so rasch abgefallen? Bei einer Hirnblutung erwarte ich das genaue Gegenteil.

Vielleicht doch der Bauch?! Genauer: die Bauchschlagader?! Wenn dort ein Leck entsteht, rast der Blutdruck im Affentempo in den Keller.

Schnell zerre ich die Patientendecke von Erichs Bauch und untersuche ihn ein weiteres mal. Trotz des „mit-120-über-die-Autobahn-Geschaukels" vom Rettungswagen spüre ich nun, ganz anders als noch vor kurzer Zeit (!), eine etwa faustgroße, pulsierende Beule unter meinen Fingern. Genau in der Mitte des Bauches.

„Ruf in der Klinik an!", brülle ich Heike durch die kleine Luke in die Fahrerkabine zu. Und weiter:

„Wir brauchen einen Gefäßchirurgen! Ich glaube, die Hauptschlagader im Bauch ist eingerissen. Aortenruptur."

Anna und ich drücken abwechselnd Infusionslösungen in den schwerkranken Mann. Zehn Minuten später erreichen wir endlich den Schockraum der Großklinik. Neben anderen Ärzten steht auch der angeforderte Gefäßchirurg samt Ultraschallgerät bereit. Noch auf unserer Krankentrage hält er den Schallkopf auf Erichs Bauch. Nur einen Augenblick später sagt er:

„Aortenruptur! Sofort in den OP!"

Wir schieben Erich im Laufschritt durch die Klinik bis zur OP-Schleuse. Kurze Zeit später wird sein Bauch eröffnet.

Einsatz beendet.

An Schlaf ist nicht zu denken. Erich schwirrt für den Rest der Nacht durch meinen Kopf.

Nachtrag:

Erich hat die ersten 24 Stunden nach der OP überstanden. Sein weiteres Schicksal ist mir nicht bekannt.

Und wie wird aus der ganzen Geschichte mit Pupillenweite, fraglicher Hirnblutung und Hauptschlagadereinriss eine „runde Sache"?

Vermutlich gab es einen ersten, „kleinen" Einriss der Hauptschlagader bereits im Pflegebett. Diese Blutung führte wohl zu einem nur kurzzeitigen Kreislaufeinbruch, was Erichs Frau als Bewusstlosigkeit registrierte. Die Blutung war anscheinend nicht so heftig und stoppte vermutlich wieder, weshalb Erich bei unserem Eintreffen wieder bei klarem Verstand war.

Durch unser Umlagerungsmanöver vom Bett auf die Trage wurde die Blutung dann aber wohl wieder in Gang gebracht. Der Blutdruck fiel kurzzeitig massiv ab und Erich wurde schockig. Dieser Blutdruckabfall hat natürlich auch zu einer Durchblutungsstörung im Hirn geführt.

Von dieser Minderdurchblutung muss der im Mittelhirn gelegene „Edinger-Westphal-Kern" betroffen gewesen sein. Diese Hirnstruktur ist an der Regulation der Pupillenweite beteiligt. Fällt der eben genannte Kern aus, so resultiert eine einseitig weite Pupille infolge Lähmung des vom Kern gesteuerten "Pupillen-Verenger-Muskels".

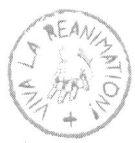

Black Monday

Umland von Stuttgart im Winter 1999.

Um kurz vor sieben stehe ich in der winzigen Umkleide der Rettungswache vor meinem Spind. In zehn Minuten ist Dienst- und Pieperübergabe. Gerade als ich meinen Gürtel durch die Schlaufen der frischen roten Hose fädele, fliegt die Tür der Umkleide auf.

„Hi, biste schon bereit? Hat gerade gepiept. Verkehrsunfall!", begrüßt mich Andreas, der in den letzten 24 Stunden als Notarzt unterwegs war.

„Ich beeil' mich. Kannst Feierabend machen!"

Andreas drückt mir den Pieper in die Hand und verabschiedet sich dann.

„Das kann ja ein toller Tag werden!", denke ich, springe in meine Klamotten und laufe in die Fahrzeughalle.

„Na Doktor, Du trinkst wohl morgens keinen Kaffee vorm ersten Einsatz?", empfängt mich Manni im signalroten Passat und grinst.

Morgenmuffelig ignoriere ich die Frage und entgegne stattdessen:

„Worum gehts denn?"

„In der Innenstadt hat sich ein Auto überschlagen."

„In der Innenstadt?", frage ich ungläubig zurück.

„So hat's der Mann von der Rettungsleitstelle gerade am Funk gesagt! Aber, halt Dich fest, es wird noch besser: Überschlag in einer Tempo-30-Zone..."

Nach acht Minuten durch den dunklen, kalten Wintermorgen sind wir im Weidenkamp. In der Straße zucken unzählige Blaulichter. Hier ist kein Durchkommen. So parkt Manni unser Auto in letzter Reihe. Wir schnappen unsere Ausrüstung und gehen an den Polizei- und Feuerwehrautos vorbei zum Zentrum des Interesses der vielen Helfer und Schaulustigen.

„Erstaunlich, wie viele Menschen schon morgens das Haus verlassen, nur um einen Unfall anzusehen. Haben Sie nichts Besseres zu tun?" sage ich mürrisch im Vorbeigehen zu einer Gruppe Rentner.

Ich traue meinen Augen nicht, als ich jetzt das verunfallte Auto sehe. Der grüne Renault liegt mitten auf der Straße. Dach unten, Räder gen Himmel! Hat sich tatsächlich hier in der verkehrsberuhigten Zone überschlagen.

Der Wagen ist komplett Schrott. Ich bin sprachlos!

Der Einsatzleiter der Feuerwehr, erkennbar an der gelben Signalweste, kommt auf uns zu gelaufen.

„Guten Morgen. Sieht schlimmer aus als es ist. Dem Fahrer ist wohl nichts passiert. Er ist noch selbst aus dem Auto geklettert. Jetzt sitzt er bei uns im warmen VW-Bus."

„Wahnsinn! Wie ist das passiert?"

„Der Mann ist wahrscheinlich mit zu hoher Geschwindigkeit durch die enge Straße gefahren und hat dabei diese Verkehrsinsel übersehen."

Der Feuerwehr-Chef deutet hinter sich auf ein von Bordsteinen eingefasstes Beet, das in die Straße hineinragt und so als Fahrbahnverengung dient.

„Der Bordstein dieser Insel war wohl wie eine Sprungschanze und hat das Auto vorne hoch katapultiert. Und schwupps lag's auf dem Dach!"

Manni und ich folgen dem Einsatzleiter zum Feuerwehr-VW-Bus, in dem Herr Müller sitzt. Der Feuerwehrmann stellt uns dem Unfallfahrer vor. Nach knapper Begrüßung frage ich:

„Herr Müller, wie geht es Ihnen? Tut irgendwas weh? Kopf, Nacken, Brustkorb, Bauch, Becken?"

Der 35-Jährige antwortet mir zunächst nicht. Ich habe das Gefühl, dass er in sich hineinfühlt. Lange Sekunden. Nach einer kleinen Ewigkeit beantwortet er ganz ruhig meine Fragen:

„Soweit ganz gut. Mein Nacken tut etwas weh. Sonst fehlt mir nichts."

„Wenn das alles ist, legen wir Ihnen gleich hier zum Schutz der Halswirbelsäule einen starren Kragen an. Danach nehmen wir Sie mit in den Rettungswagen, wo ich Sie komplett untersuchen kann!"

Manni montiert nun die Halskrause, dann gehen wir mit unserem Patienten zum RTW. Als er im Auto liegt befrage ich ihn zum Hergang des Geschehens.

„Wie ist denn der Unfall passiert? Können Sie sich an alles erinnern?"

Herr Müller lässt sich erneut mit seiner Antwort Zeit. Er scheint nachzudenken. Es dauert und dauert und dauert. Ich frage nochmal:

„Herr Müller? Wissen Sie was passiert ist?"

Die Antwort kommt diesmal wie aus der Pistole.

„Ja, klar. Ich habe erst meinen Sohn bei der Schule abgesetzt und wollte danach zur Arbeit fahren. Da habe ich wohl den Bordstein übersehen und schon war's passiert."

„Sind Sie selbst aus dem Auto gestiegen?"

Wieder lässt sich unser Patient mit seiner Antwort Zeit. Denkt er nach? Über so eine wirklich einfache Frage? Oder hat er doch eine Kopfverletzung?

„Herr Müller?!"

„Ja, ja. Ich bin sofort alleine raus aus dem Auto!"

Ich frage ihn unmittelbar weiter, um eine Gehirnerschütterung auszuschließen.

„Ist Ihnen übel? Waren Sie bewusstlos? Können Sie sich an alles ganz genau erinnern?"

Nach ein paar Sekunden antwortet er.

„Nur ein kurzer Filmriss. Ein paar Augenblicke fehlen mir. Aber sonst ist alles in bester Ordnung!".

„Ein Filmriss bedeutet Gehirnerschütterung. Ich untersuche Sie nun gründlich von oben bis unten!"

In der Tat kann ich nichts anderes Krankhaftes finden. Der Kopf ist äußerlich unverletzt. Seine Pupillen sind wie aus dem Lehrbuch, reagieren sofort auf das Licht meiner Untersuchungslampe. Brustkorb, Lunge und Bauch sind ebenso unauffällig, wie das Becken von Herrn Müller. Seine Halswirbelsäule ist im Halskragen geschützt, Brust- und Lendenwirbelsäule ohne Klopfschmerz. Schlussendlich finde ich auch keine Verletzungen an Armen oder Beinen.

„Bis auf die Gehirnerschütterung ist alles in Ordnung. Da hatten Sie richtig Glück! Danken Sie Ihrem Schutzengel!"

Herr Müller reagiert nicht auf meinen letzten Satz, schaut sich stattdessen im Rettungswagen um.

Ich bitte die beiden Sanis vom Rettungswagen noch einen Tropf zu legen und den Patienten ohne Manni und mich danach zur weiteren Diagnostik und Therapie in die 15 Kilometer entfernte Stadtklinik zu bringen.

Wir verabschieden uns und wünschen Herrn Müller noch alles Gute.

Zurück im Notarztauto sage ich zu Manni:

„Komischer Typ, oder? Ganz seltsamer Mann. Wie er immer geantwortet hat..."

„Stimmt! Dachte ich auch. Aber vielleicht ist er einfach so?! Etwas langsamer als normal?!"

„Spooky! Auch der Unfallhergang..."

„Jeder Jeck ist anders. Hauptsache ist doch, dass nichts Schlimmeres passiert ist!"

Ich nicke und freue mich jetzt auf den ersten Kaffee des Tages.

Nachtrag:

Im Krankenhaus wurde wegen der Gehirnerschütterung eine Computertomografie des Schädels gemacht. Hier zeigte sich als Zufallsbefund (!) ein zentral gelegener, 2x2x2 Zentimeter großer Gehirn-Tumor.

Diese Geschwulst war wohl Ursache für den kurzen Blackout vor dem Unfall und die auffällige

Verlangsamung in den Gedankenabläufen und beim Sprechen.

Über das weitere Schicksal von Herrn Müller ist mir nichts bekannt. Vielleicht war der Unfall ja Glück im Unglück - jedenfalls wurde der Tumor, wenn auch zufällig, entdeckt.

Eventuell konnten ihm Neurochirurgen noch rechtzeitig helfen.

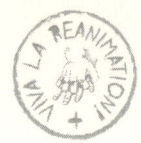

Doppeltes Lottchen

Herbst in der Schweiz.

Der Almabtrieb ist längst Geschichte und die „Tour-de-Suisse 2010" kennt seit zwei Monaten ihren Sieger.

Das idyllische Dorf inmitten der Berner Alpen am Fuß der Pässe Richtung Italien kann nun Kraft sammeln für die nahende Wintersaison. Nur noch wenige Touristenbusse mit Asiaten und Amerikanern rollen vor die großen Hotels der Stadt. Eiffelturm, Petersdom, Spanische Hofreitschule, Berliner Mauer und Jungfraujoch in fünf Tagen... Der auf die Minute getaktete Strom der zahllosen Übernachtungsgäste aus aller Herren Länder versiegt für ein halbes Jahr, bevor er im nächsten April wieder anfängt zu sprudeln.

Nachdem Kommissar Thiel und Professor Boerne den Mord an der jungen Schauspielerin in Münster aufgeklärt haben, gehe ich um 22 Uhr ins Bad. Schnell noch duschen und Zähne putzen, dann bin ich bettfertig. Hörspiel an, Licht aus. Gute Nacht.

Keine 30 Minuten später, ich bin gerade weggedöst, schlägt mein Funkmelder Alarm.

„Leblose Person – Hotel Hirschen" meldet die Rettungsleitstelle via Display.

Schnell wieder in die roten Klamotten, Stiefel an und los zur Fahrzeughalle. Ich setze mich auf den Beifahrersitz des Notarztwagens. Wenige Sekunden später kommt auch der „Warder Dani", mein heutiger Assistent und Fahrer des Notarztautos.

„Das wär jetzt um diese Uhrzeit auch nicht mehr nötig gewesen!", sagt er und schaltet das Blaulicht an.

In nur vier Minuten erreichen wir das Jugendstil-Hotel. Am Hauptportal werden wir von einem der Rezeptionsmitarbeiter erwartet.

„Eine ältere Dame aus Amerika liegt reglos im Bett in Zimmer 24!", gibt er knapp erste Informationen.

Der Sanitäter und ich eilen dem jungen Mann mit unserer kompletten Ausrüstung in die erste Etage über die dicken, samtroten Teppiche hinterher. In der Mitte des Flures steht eine kleine, ältere Frau vor Zimmer 24.

„Mary, my Mary!", schluchzt sie.

Der Rezeptionist, Dani und ich gehen nach kurzem Blickkontakt rasch an ihr vorbei und betreten den großzügigen Raum.

Auf der rechte Seite des Ehebettes, der Eingangstür abgewandt, liegt jemand unter einer dicken Bettdecke. Ich erkenne nur den Hinterkopf. Schnell haste ich um das Bett herum. Jetzt erst sehe ich in Marys Gesicht.

Uups! Was ist das denn? Doppeltes Lottchen? Die Frau sieht ja haargenau so aus, wie die Seniorin vor der Zimmertür. Einziger, aber dramatischer Unterschied: das Gesicht der Dame vor mir im Bett ist dunkelviolett, fast schwarz!

Sie atmet nicht. Hat sie noch einen spürbaren Puls am Hals? Mit zwei Fingern taste ich nach der Halsschlagader. Nichts. Kein rhythmisches Zucken unter meinen Fingern. Dann ein rascher Blick in Marys Augen. Ihre Pupillen sind beinahe so groß wie Zwei-Cent-Stücke, zeigen keine Reaktion auf den Lichtstrahl meiner Taschenlampe. Kommen wir zu spät? Was ist mit dem Unterkiefer? Vorsichtig versuche ich den Mund der alten Dame zu öffnen. Das gelingt mir nicht. Die Leichenstarre hat bereits eingesetzt.

Keine Frage: Mary ist tot.

„Wir sind zu spät. Die Frau ist gestorben.", sage ich zu Dani und dem Hotelmitarbeiter und dann weiter:

„Wissen Sie etwas zur Vorgeschichte?"

Der Rezeptionist schüttelt den Kopf.

„Nein. Die Dame gehörte zu einer amerikanischen Reisegruppe, die erst heute Nachmittag bei uns eingetroffen ist. Morgen früh sollte es auch schon weitergehen in Richtung Rom!"

„Und wer ist die Frau draußen vorm Zimmer?"

„Wenn ich es richtig verstanden habe, ist sie die Schwester der Verstorbenen."

„Das wäre jetzt auch nicht nötig gewesen!" denke ich und verlasse das Zimmer, um Marys Schwester die traurige Nachricht zu überbringen. Die gründliche Leichenschau muss warten.

Die kleine, alte Dame steht unverändert wie ein Häufchen Elend vor Zimmer 24. Mit meinem mickrigen Schulenglisch und einem riesigen Kloß im Hals versuche ich ihr einfühlsam mitzuteilen, dass wir leider nichts mehr für ihre Schwester tun konnten. Die Seniorin beginnt bitterlich zu weinen, zittert dabei am ganzen Körper.

„Mary, my Sweet-Mary!"

Mir schnürt es die Kehle zu. Ich kriege beim Anblick der weinenden Oma kein Wort mehr raus. Ich hole stattdessen einen Stuhl, der weiter hinter im Flur an der Wand steht und biete der Dame an, sich zu setzen. Sie sackt auf den Stuhl, und ich kann nichts anderes tun, als ihr meinen Arm auf ihre Schulter zu legen.

Einen Moment später kommt eine junge Frau auf uns zu, die sich mit perfektem Deutsch als Reiseleiterin vorstellt.

Nach einiger Zeit hat sich die Rentnerin etwas gefangen, so dass ich sie mit Hilfe der Reiseleiterin zu ihrer Schwester befragen kann. Mary sei immer gesund gewesen. Zuletzt hatte sie hin und wieder Knieschmerzen. Gelenkverschleiß habe der Orthopäde in Wisconsin diagnostiziert. Heute nach der Tour oben auf dem Jungfraujoch hat ihr das rechte Knie besonders weh getan, ansonsten hätte Mary sich aber gut gefühlt.

Meine Frage nach anderen wichtigen Vor-erkrankungen verneint die alte Frau vehement:

„Nein, nein. Mary war bis auf das Knie kerngesund. Sie ging einmal wöchentlich zum Seniorensport und regelmäßig zur Vorsorge zu ihrem Hausarzt!"

„Hmmh, woran ist Mary denn dann so unerwartet gestorben?", frage ich Dani leise. Der zuckt mit den Schultern. Wir gehen zusammen zurück in Zimmer 24 zu Mary, um die Leichenschau durchzuführen.

Als ich bei Mary am Bett stehe, schlage ich als erstes die Bettdecke zurück. Die Frau ist mit einem langen hellblauen Nachthemd bekleidet. Dani hilft mir den Leichnam auf den Rücken zu drehen und dann komplett zu entkleiden. Da springt mir sofort das dick geschwollene rechte Knie ins Auge.

Aber nicht nur das!

Auf dem Knie kleben fünf kleine braune Pflaster.

"Was ist das denn?", fragt Dani.

Ich ziehe eines der Pflaster ab, um die Beschriftung lesen zu können. „Duragesic 100" steht da in winzigen Buchstaben. In dieser Schreibweise kenne ich das nicht. Wohl aber mit sehr ähnlichem Namen: „Durogesic 100". Ein sehr starkes Schmerzpflaster mit dem Wirkstoff Fentanyl, hundertmal stärker als Morphium.

"Dani, wir beenden jetzt sofort die Leichenschau und fassen nichts mehr an. Verständige bitte die Polizei! Mary ist wohl keines natürlichen Todes gestorben!"

Nachtrag:

Etwa 40 Minuten später trafen die Mitarbeiter von Kripo und Kriminaltechnik ein. Deren Ermittlungen zu den Todesumständen von Mary ergaben Folgendes:

Lissi, Marys Zwillingsschwester, litt seit Jahren an Osteoporose (Knochenschwund). Im Rahmen dieser Erkrankung kam es bei ihr zu einem Wirbelkörperbruch an der Brustwirbelsäule. Die so verursachten Schmerzen behandelte Lissis amerikanischer Orthopäde mit „Duragesic 100 TD - Fentanyl transdermal", also Schmerz-pflastern, die Lissi immer exakt über den kaputten Wirbel klebte.

Schmerzmittel können auf verschiedene Arten verabreicht werden. Gängige Methoden sind Tabletten, Tropfen oder Spritzen. Eine neuere Art der Applikation ist die Gabe mittels Pflaster. Der Wirkstoff (hier Fentanyl) wird dabei über die Haut aufgenommen. Das Pflaster gibt ganz gleichmäßig eine definierte Menge des Analgetikums ab. Im Falle von "Duragesic 100" werden pro Stunde 100 Mikrogramm dieses Medikamentes über die Haut in den Blutkreislauf aufgenommen. Durch die Blutbahn gelangt dann das Schmerzmittel in den gesamten Körper und auch in das Gehirn, wo es an bestimmten Rezeptoren andockt und dort die Schmerzwahrnehmung dämpft oder sogar ganz abschaltet. Allerdings gelangt der Wirkstoff eben nicht nur an diese Rezeptoren, sondern mit dem Blut auch in das Atemantriebszentrum im Gehirn. Ab einer bestimmten Dosierung wird der Atemantrieb zunehmend gelähmt, so dass es letztlich zum Ersticken kommt.

Nebenbei ist es völlig egal, wo das Pflaster hingeklebt wird. Der Wirkstoff gelangt via Blutbahn an jeden Ort des Körpers.

Lissi hatte keine Ahnung von der Wirkungsweise, der Stärke und den Nebenwirkungen ihrer Schmerzpflaster. Im Wunsch, ihrer sehr geliebten Zwillingsschwester die Schmerzen zu nehmen, macht sie jetzt einen fatalen Fehler und die Tragödie beginnt...

Lissi klebt ihrer von Knieschmerzen geplagten Schwester fünf (!) Fentanyl-Pflaster auf die am stärksten schmerzenden Stellen am Knie. Danach geht Lissi zum gemeinsamen Abendessen der amerikanischen Reisegruppe. Mary bleibt derweil im Zimmer zurück, will sich und vor allem ihr Knie für die weitere Reise schonen. Und während ihre drei Minuten ältere Zwillingsschwester nach dem Essen noch einem Schweizer Jodelchor lauscht, kämpft Mary um ihren letzten Atemzug. Vergebens.

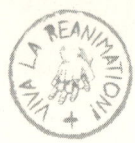

Ich brech ins Essen

Stuttgarter Vorort 2003.

Ich steige an der gemeldeten Einsatzstelle aus dem signalroten BMW und sehe, wie sich just in dieser Sekunde ein Sanitäter in vollem Schwall auf den Bürgersteig erbricht.

Kreideblass steht er an das heruntergekommene Backsteinhaus gelehnt, schaut jetzt rüber zu mir und wischt sich den Mund am Ärmel seiner Jacke ab.

Mir läuft es kalt den Rücken runter. Aber das ist nur der Anfang...

„Oh Gott, was geht denn hier ab?", frage ich Jan, den Fahrer des Notarztautos.

Er zuckt mit den Schultern und antwortet: „Gibt nur zwei Möglichkeiten: entweder er hat sich den Magen am Mittagessen verdorben oder drinnen im Haus gibt's was ganz, ganz Furchtbares! Diesen Sani haut eigentlich nichts um. Heinrich ist seit 100 Jahren im Job und hat schon alles gesehen!"

Wir sind mit dem Notarztwagen nur wenige Minuten nach dem Rettungswagen an der genannten Einsatzstelle eingetroffen.

„Hilflose Person hinter verschlossener Tür - Ulmenstraße 2" stand auf dem Alarmmelder. Über Funk haben wir während unserer Anfahrt zusätzlich erfahren, dass die Polizei ebenfalls alarmiert ist.

Nachdem ich mir den Notfallrucksack aus dem Kofferraum genommen habe, gehe ich zügig in Richtung Eingang des Hauses, wo zwei Polizisten mit auffallend käsigen Gesichtern stehen.

„Den Rucksack können Sie im Auto lassen! Der hilft hier auch nicht mehr!", empfängt mich einer der beiden Beamten.

„Eine Atemmaske und Raumspray oder ein Wunderbaum wären sinnvoller!" ergänzt sein dicker Kollege.

Verwundert schaue ich die beiden an und frage:

„Was ist passiert?"

„Der Mann ist wohl schon länger tot. Wurde heute erst gefunden. Sieht nicht gut aus...", antwortet der Dicke.

„Komm, wir schauen uns den Mann mal an!" sage ich dann zu Jan, der jetzt auch bei uns steht.

„Ihr müsst noch warten. Zwei Mitarbeiter der Tierrettung sind gerade erst rein und fangen den verwirrten Hund des Toten ein!"

Kaum hat der Polizist das ausgesprochen, hören wir heftiges Gebell aus dem offenstehenden Fenster im ersten Obergeschoss. Nach kurzer Ruhe plötzlich ein bedrohliches, immer lauter werdendes Knurren, unmittelbar gefolgt von einem lauten Schrei.

„Aaah, Mistvieh!"

Einen Augenblick später kommt ein Mann mit einem blutigen Handschuh und schmerzverzerrtem Gesicht aus dem Haus gelaufen.

„So ein Mistköter. Hat mir voll in die Hand gebissen! Durch den Lederhandschuh!"

Als ich mich dem Mann zuwenden will, höre ich ein schrilles Fiepen aus dem Haus. Nun ist es für einen kurzen Moment wieder still. Dann dringt eine laute Männerstimme durch das offene Fenster:

„So, jetzt hab ich dich Freundchen!"

Eine Minute später verlässt ein Mann im blauen Overall das Haus. An einer lange Holzstange, an deren Ende sich eine Metallschlinge befindet, zieht er einen grauen Pudelmischling hinter sich her. Das Tier sieht erbärmlich aus: abgemagert, struppig und seine Augen sind trüb.

„Mach mal das Auto auf und die Hundebox!"

Dann geht der Hundefänger mit dem winselnden Tier zu einem grauen VW-Bus und sperrt den Hund in einen Käfig. Jetzt erst ist der Vierbeiner still.

Ich werfe einen schnellen Blick auf die blutende Hand des Mitarbeiters der Tierrettung. Am Daumenballen klafft eine ordentliche Bisswunde.

„Mach mal einen sterilen Verband auf die Hand und dann ab in die Klinik!", bitte ich den zweiten Sani des Rettungswagens. Sein Kollege Heinrich ist noch „out of order".

Nun folgen Jan und ich dem Rat des Polizisten und ziehen uns Atemschutzmasken auf.

Ich will schon das Haus betreten, da hält Jan mich nochmal auf.

„Hier, ein altes Hausrezept. Mach dir das auf deine Maske!"

Er reicht mir ein kleines Fläschchen mit Zitronenöl, von dem ich jetzt einige Tropfen auf meinen Atemschutz träufele. Mit frischem Zitronenduft in der Nase betreten wir das Haus, laufen in die erste Etage und öffnen die nur angelehnte Wohnungstür.

Was wir jetzt zu sehen bekommen ist so furchtbar, dass es mir schwerfällt in Worte zu fassen!

Unmittelbar hinter der Tür treffen wir gleich auf den Toten. Es stinkt trotz Zitronenöl und Maske widerlich. Der säuerlich-faulige Geruch lässt mich würgen. Mein Magen wehrt sich mit aller Macht gegen den Aufenthalt in diesem Raum.

Der Verstorbene liegt bäuchlings im Flur der kleinen Wohnung. Um ihn herum ein ausgetrockneter, dunkler "See", vermutlich eine Mischung sämtlicher Körpersäfte. Sein Kopf ist nach links gewendet, und seine Arme sind nach vorne, wie zum Kopfsprung, ausgestreckt.

Allerdings nicht sein *ganzer* Kopf und nicht seine *ganzen* Arme!

Die rechte Hand des Mannes fehlt völlig. Dort, wo mal das Handgelenk war, sind nur noch einzelne Sehnenfetzen und die angenagten Knochenenden von Elle und Speiche zu identifizieren. Etwas unterhalb des Ellenbogens ist ein großes Loch im Arm, durch das ich die Elle sehen kann.

Ein ähnliches Bild an der anderen Hand: alle Finger sind weg, sowie weite Teile der Mittelhand. Im Bereich der Handwurzel endet das Gruselbild auch hier mit ausgefransten Sehnen und blanken, angefressenen Knochen.

Am Handgelenk des Toten blinkt ein Herren-Goldkettchen mit einer Gravur: "Sabine forever".

Von der linken Gesichtshälfte des Toten ist überhaupt nichts mehr zu erkennen. Die gesamte Oberhaut fehlt. Das Unterhautfettgewebe, was das Aussehen eines Menschen wesentlich mitbestimmt und alle Gesichtsmuskeln an der linken Kopfhälfte sind weg.

Einfach komplett weg!

Das blanke Schläfenbein, das Jochbein und der Unterkiefer liegen frei vor meinem Blick. In der linken Augenhöhle sehe ich anstelle des Augapfels ein einziges gespenstisches Gewusel und Gekrabbel von unterschiedlich großen Würmern und Maden.

Die schreckliche Gewissheit: Gesicht und Hände des Mannes wurden von seinem eigenen Hund nach und nach aufgefressen! Horror!

„Boah, ich muss hier weg!", sage ich ganz knapp zu Jan, der hinter mir im Wohnungseingang steht und nicht die ganze Szene überblicken kann. Ich drängele mich an ihm vorbei durch die Wohnungstür ins Treppenhaus. Ich will nur raus, schnell an die frische Luft! Draussen im Freien reiße ich mir die Atemmaske vom Gesicht. Dann lehne ich mich an die Hauswand, atme einige Minuten tief ein und aus und konzentriere mich einzig darauf, nicht gleich zu brechen...

Nach einiger Zeit gehe ich zu Jan, der schon im Auto sitzt und bitte ihn den Polizisten zu sagen, dass sie die Kollegen der Kripo verständigen sollen.

„Sag ihnen, dass ich den Mann nicht identifizieren kann."

Die Identität des Toten ist mit dem üblichen Vergleich „Gesicht im Passbild / Gesicht des Toten" nicht sicher zu klären.

Nachdem ich den Kripobeamten meinen Bericht gegeben und alle Dokumente ausgefüllt habe, fahren wir zurück zur Rettungswache. Mir ist immer noch kotzübel. Ich stelle mich ewig lange unter die Dusche und versuche mir den furchtbaren Gestank von Fäulnis und Süße und Zitrone vom Körper zu waschen. Vergeblich. Jetzt lege ich mich auf mein Bett im Bereitschaftszimmer und mache die Glotze an. Ich muss mich irgendwie mit irgendwas ablenken und den verstümmelten Mann und den kleinen, grauen Hund schnell vergessen. Das gelingt mir trotz 34 verschiedenen TV-Kanälen nicht.

In der anschließenden Nacht kann ich nicht schlafen. Horrorbilder tanzen vor meinen Augen: der zerbissene Lederhandschuh, das Blut, der winselnde Mischling in der Metallschlinge des Hundefängers, die Sehnenfetzen und die Maden in der Augenhöhle.

Ich wälze mich hin und her und frage mich:

„Was kann ich alles aushalten?"

Nachtrag:

Ab dem nächsten Tag habe ich in Folge dieses Einsatzes die psychologische Hilfe der Mitarbeiter des „Kriseninterventionsteams" (KIT) in Anspruch genommen.

Im KIT arbeiten Leute, die speziell für die seelische Nachsorge belastender Einsätze ausgebildet wurden.

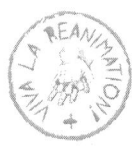

Hilflos unterwegs

21 Uhr in Südniedersachsen 2016.

Sepp und ich sind die „letzten Mohikaner" auf der Rettungswache. Die beiden Jungs vom Nachtschicht-Rettungswagen sind im Einsatz und die Kollegen der Tagschicht längst zu Hause. Vom Sofa kommt ein gleichmäßiges Schnarchen - Sepp ist direkt nach der Tagesschau vorm Fernseher eingepennt.

Jetzt wird er vom schrillen Piepen des Alarmmelders jäh aus seinen Träumen gerissen. Ich wusste bisher nicht, dass man die Dinger so laut stellen kann.

„Männlich, 55, Schmerzen, Adenauer Str. 32"

Kurze Zeit später sitzen wir beide im T5 und fahren in Richtung Stadtrand. Nach zwei Kilometern Blaulichtfahrt schickt uns das Navi nach rechts in die letzte Straße vor dem Ortsausgang. Vorbei an einer hellerleuchteten Tankstelle erreichen wir die „Adenauerstraße" und suchen das Haus mit der Nummer 32.

„Immer der gleiche Mist! Nirgends gibt's im Dunkeln vernünftig lesbare Hausnummern!", schimpft Sepp.

Wir suchen und suchen und suchen, finden schließlich Haus Nummer 28 und Haus Nummer 30. Ein Haus mit der Nummer 32 ist nicht zu sehen.

„Vielleicht ist es ein Hinterhaus?", frage ich Sepp.

„Ich drehe nochmal um. Muß ja hinter uns sein!", antwortet der Sani.

Als Sepp zum Wenden rückwärts in eine dunkle Hofeinfahrt rollt, kommt ein älteres Ehepaar mit einem kleinen Hund in unsere Richtung spaziert. Ich öffne mein Fenster und rufe in Richtung der Spaziergänger:

„Wissen Sie wo Hausnummer 32 ist?"

„Hmm, lassen Sie mich kurz überlegen...", antwortet mir die Frau und dann nach einigen Sekunden:

„Meyers wohnen doch dort in Nummer 26. Dann kommt ja die 28. Diese jungen Leute mit den frechen Kindern. Der alte Herr Schmidt muss demnach in Nummer 30 wohnen. So bleibt nur noch die Tankstelle als Nummer 32!"

„Vielen Dank!"

Sepp fährt zurück zur Tankstelle und grummelt:

„Das hätte uns der Dödel von der Rettungsleitstelle ruhig sagen können!"

An der Tankstelle ist es ruhig. Kein einziges Auto steht an einer der vielen Zapfsäulen.

„Muss sich wohl um den Kassierer handeln. Kunden sind keine da?!", vermute ich.

Als Sepp und ich gerade das Gebäude betreten wollen, winkt uns eine Frau von einem dunklen Platz hinter dem Tankshop zu. Ich eile in ihre Richtung. Sie steht an der geöffneten Beifahrertür des weißen Opel Astra.

„Kommen Sie bitte, mein Mann hat heftige Kopfschmerzen!"

Ich laufe um das Auto herum und sehe Heinz, der sich wieder und wieder heftig mit der Faust gegen seine rechte Schläfe schlägt. Er ist leichenblass und stöhnt vor Schmerzen.

„Aaah, ich halt's nicht mehr aus! Diese Schmerzen bringen mich um!"

„Was ist denn passiert?", frage ich, nachdem ich mich kurz vorgestellt habe.

„Mein Mann leidet unter Cluster-Kopfschmerzen!", nimmt die kleine Frau ihrem Mann die Antwort vorweg.

Hilfe! Davon habe ich nur einmal kurz als Student vor 30 Jahren in der Neurologie-Vorlesung gehört. Ich kann mich lediglich daran erinnern, dass es fast ausschließlich Männer betrifft und immer nur einseitig höllisch weh tut. „Hätte ich damals bloß besser zugehört!", denke ich im Stillen.

Cluster-Kopfschmerz ist eine spezielle Form von Kopfschmerzen. Etwa 0,1% der Bevölkerung leiden unter dieser seltenen, schubweise verlaufenden Erkrankung, die ca. 4x häufiger Männer als Frauen betrifft. Die wesentlichen Symptome des auch Cluster-Headache (engl.) oder Bing-Horton-Neuralgie genannten Leidens sind vorallem: stärkste, streng einseitige Kopfschmerzen, gleichseitige Augenrötung und Pupillenverengung, sowie einseitiges Schwitzen im Gesichts- und Stirnbereich. Die Ursachen dieser bis heute nicht heilbaren Erkrankung sind noch immer ungeklärt. Aktuell wird eine unbekannte Störung in zentralen Anteilen des Gehirnes (Hypothalamusregion) angenommen, die dazu führt, dass Schmerzbahnen innerhalb der Gesichtsnerven aktiviert werden. Die Behandlung einer Schmerzattacke besteht in allererster Linie in der Verabreichung von hochdosiertem, reinem Sauerstoff über eine Sauerstoffmaske. Weiterhin werden sog. „Triptane" verabreicht. Das ist eine Medikamentengruppe, die auch im Migräneanfall Anwendung findet.

Mein kurzer, verzweifelter Versuch, mich vor allem an die Worte des Neurologie-Professors zur Therapie der Schmerzen zu erinnern misslingt. Ich werfe einen schnellen Blick in meinen „Notarzt-Leitfaden". Da steht „hochdosierte Sauerstoffgabe und angepasste Schmerzmedikation". Meine Lektüre wird von einem erneuten, verzweifelten Aufschrei unseres Patienten unterbrochen.

„Aaah! Geben Sie mir bitte schnell Sauerstoff. Meine Flasche ist alle!"

„Das ist heute schon sein dritter Anfall. Unsere kleine Sauerstoffflasche ist jetzt leer. Wir sind auf der Durchreise!", ergänzt die Ehefrau.

„Sepp, mach flott die Sauerstoffmaske klar. 15 Liter pro Minute!", bitte ich den Sani. Dann schnappe ich mir das Material, um Heinz einen Tropf zu legen. Zuvor noch ein schneller Blick in Heinz' Pupillen. Da ist alles in Ordnung. Kein Hinweis auf eine Hirnblutung, die ebenso heftige Kopfschmerzen auslösen kann.

„Sie bekommen jetzt den Sauerstoff. Und wenn ich einen Tropf gelegt habe, dann spritze ich Ihnen noch ein starkes Schmerzmittel!"

„Wenn überhaupt, hilft mir nur Morphium. Alles andere nutzt nix!"

Endlich trifft der Rettungswagen ein. Rasch berichte ich den beiden Jungs was anliegt, dann schaffen wir Heinz auf der Trage in den Sprinter.

Gerade haben wir die Heckklappe des Autos geschlossen, da schießt ihm erneut eine Schmerzattacke durch den Kopf.

„Aaah!"

Sein Gesicht verkrampft sich. Dann prügelt sich Heinz wieder wie besessen mit der Faust gegen seine Schläfe.

„Wann hört das endlich auf?", fragt er verzweifelt.

Als er sich für einen kurzen Moment beruhigt, gelingt es mir gleich beim ersten Versuch einen Tropf zu legen. Sepp gibt mir die Spritze mit dem Morphin. 5 Milligramm sollten erstmal reichen.

„Eine halbe Ampulle ist für mich Homöopathie!", sagt Heinz.

„Das ist schon ganz ordentlich!", entgegne ich ihm.

„Glauben Sie mir, ich... Aaah!", seine Antwort wird durch einen erneuten Schmerzanfall abgewürgt.

„Sepp, zieh noch Novalgin auf. Gleich zwei Gramm!"

Ich habe Angst jetzt sofort erneut Morphium zu spritzen. Erstmal die Wirkung der ersten Dosis abwarten. Nicht, dass Heinz gleich aufhört zu atmen, denn der Wirkstoff lähmt das Atemzentrum ab einer bestimmten Dosis.

Wir warten. Die Sekunden kriechen. Hilft meine Therapie die höllischen Schmerzen zu lindern?

Nach 1-2 Minuten verkrampft sich Heinz' Gesicht erneut. Dann schreit er unvermittelt laut und markdurchdringend auf.

„Aaah! Ich halts nicht mehr aus!"

Ich spritze ihm nun doch nochmal eine halbe Ampulle Morphium und zusätzlich Novalgin.

„So, das müsste jetzt helfen!", sage ich voller Überzeugung zu unserem Patienten.

Aber: Es hilft nichts! Überhaupt gar nichts!

Heinz scheint nun nicht mehr aus der Schmerzattacke herauszukommen. Keine einzige Sekunde Linderung. Durchschwitzt windet er sich auf der Trage und trommelt ununterbrochen gegen seine Schläfe.

„Gib mir nochmal Morphium und eine Ampulle Dormicum!", bitte ich Sepp.

Zwischendurch ein schneller Blick auf unseren Überwachungsmonitor. Blutdruck, Puls und Sauerstoff im Blut. Alle Werte sind stabil.

Sepp gibt mir nacheinander die beiden Medikamente. Zuerst spritze ich 3 Milligramm Dormicum. Das wird ihn sicher etwas beruhigen, vielleicht schläft er davon sogar ein, denke ich.

Ein völlig naiver Gedanke, wie sich noch zeigen wird!

Direkt anschließend gebe ich nochmal 5 Milligramm Morphium. Es *muss* doch jetzt besser werden! Soviel

Schmerzmittel hat noch nie ein Mensch zuvor von mir bekommen. Ich habe Angst, dass Heinz' Atemzentrum seine Arbeit, nach jetzt insgesamt 15 Milligramm, einstellt.

„Halt den Beatmungsbeutel bereit!", sage ich zu einem der Sanis.

Heinz schaut mich aus glasigen Augen an. Wirken die Medikamente endlich? Ein Trugschluss! Einen Augenblick später schmeißt er sich wieder, von Kopfschmerzen getrieben, auf der Trage hin und her und hämmert mit seinem Hinterkopf gegen das Kopfteil der Trage, so dass er die Sauerstoffmaske verliert. Wie besessen nestelt Heinz an der Maske, so lange, bis sie wieder Mund und Nase bedeckt.

„Ok, nochmal Morphium und nochmal Dormicum!"

„Junge, Junge. Sind dann insgesamt 20 Milligramm Morphin!", meint Sepp.

Er kommt kaum mit dem Aufziehen der Ampullen hinterher. Mein erneuter Versuch unserem Patienten zu helfen, ist wieder ohne Erfolg. Heinz ist völlig hilflos, weil wir ihm hier nicht helfen können, weil *ich* ihm nicht helfen kann!

Er dreht gleich durch vor Schmerzen. Die letzte Möglichkeit, die mir jetzt noch in den Kopf schießt, ist eine Vollnarkose. Andererseits: die Klinik ist nur zwei Kilometer entfernt und die Neurologen werden Heinz sicher irgendwie helfen können.

Ich sage deshalb zu den Sanis:

„Wir fahren jetzt in die Klinik! Schnell alles einpacken und ab!"

Mit Blaulicht rasen wir zur Neurologie. Unterwegs spritze ich nochmal Dormicum. Es ändert aber auch diesmal nichts an Heinz' Zustand.

In der neurologischen Notaufnahme dann meine rasche Übergabe an den Kollegen. Als er „20 Milligramm Morphium und 8 Milligramm Dormicum" hört, schaut er mich ungläubig an.

„Hat trotzdem nichts genutzt!" sage ich zu ihm.

Gerade habe ich das ausgesprochen, da haut sich Heinz, wie zur Bestätigung, dass meine kompletten Bemühungen nicht geholfen haben, wieder mit der Faust gegen seine Schläfe.

Der Neurologe schaut uns erschrocken an und sagt dann zu einer Krankenschwester:

„Bitte holen Sie Lidocain-Nasentropfen 10-prozentig!"

Als die Schwester mit dem Medikament zurück ist, will der Neurologe unserem Patienten gleich je einige Tropfen in beide Nasenlöcher träufeln. Das gelingt ihm erstmal nicht. Heinz windet seinen Kopf getrieben vom Schmerz hin und her. Die ersten Tropfen landen deshalb auf dem Kopfkissen und auf Heinz' Oberlippe. In einem ruhigen Moment hat der Neurologe aber doch Erfolg. Nur wenige Minuten nachdem das Lokalbetäubungsmittel von Heinz' Nasenschleimhaut resorbiert wurde, lassen die Schmerzen nach. Innerhalb von 10 Minuten ist er offenbar komplett schmerzfrei und schläft jetzt erschöpft ein.

Ich gucke den Neurologen fragend an.

„Ein alter Hausfrauentrick!", sagt er und zwinkert mir lächelnd zu.

Beschämt verabschiede ich mich und gehe wie ein begossener Pudel aus der Klinik.

Nachtrag:

Heinz hatte Glück im Unglück. Nur einige der von Cluster-Kopfschmerzen geplagten Patienten erfahren Linderung durch diesen „Hausfrauentrick". Warum diese Nasentropfen helfen ist unbekannt.

Ich habe mir diesen Trick jedenfalls auf immer gemerkt.

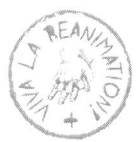

Nochmal den Arsch gerettet

„Leblose Person, männlich, 34" stand vor zwei Minuten auf meinem Pieper. Jetzt rasen Helge und ich mit Blaulicht über die finstere Landstraße in das kleine schwäbische Dorf.

Winter 1999. In einer Woche will ich meinen 34. Geburtstag feiern. Die Einladungen an meine Freunde sind längst ausgesprochen und das Abendessen geplant. In diesem Moment während der Blaulichtfahrt im Notarztauto kann ich nicht ahnen, dass nur wenige glückliche Zufälle dafür verantwortlich sein werden, dass die Feier mit mir stattfindet, und dass es eine Geburtstagsfeier für mich und keine Trauerfeier für meine Angehörigen wird...

Unterwegs erfahren wir über Funk, dass eine „Telefon-Reanimation", also ein vom Mitarbeiter der Rettungsleitstelle telefonisch angeleiteter Wiederbelebungsversuch, nicht möglich ist.

Nach 12 Minuten stehen wir gemeinsam mit dem Rettungswagen vor dem alten Fachwerkhaus in der Zimmermannstraße. Unten am Eingang steht eine junge, gepflegte Frau, die mir wortlos den Weg in das erste Obergeschoss weist. Im Inneren des Hauses riecht es muffig. Ich muss unweigerlich an die Gartenbutze meiner Großeltern denken: feuchte Wände, ein altes Sofa, der Holzofen und dazu ein Plumpsklo. Eine steile, schmale Treppe führt in die erste Etage. Oben angekommen dann eine kurze Orientierungslosigkeit. Wo müssen wir jetzt hin? Fünf, sechs verschlossene Zimmertüren habe ich vor mir.

„Wo ist der Patient?", brülle ich ins Treppenhaus.

Die junge Frau kommt nun auch hoch zu uns.

„Da hinten um die Ecke!", schickt sie mich mit osteuropäischem Akzent zu einem weiteren Raum, dessen Eingang mir hinter der Treppe, die in das Dachgeschoss führt, verborgen blieb.

Nach wenigen Schritten durch den Flur, erreiche ich ein winziges Zimmer. In der geöffneten Tür steht ein alter Mann. Er kann sich nur mühsam an zwei Gehstützen aufrechthalten. Vor ihm auf dem Teppich des kleinen Zimmers liegt Martin, die „leblose Person". Mein Versuch mich schnell an dem alten Herrn vorbei in das Zimmer zu schlängeln, scheitert. Keine Chance. Ich passe an dem Senior und seinen beiden Krücken nicht vorbei.

„Bitte gehen Sie aus dem Weg, so dass wir helfen können!"

Mühsam versucht er, so rasch es eben geht, Platz zu machen. Er gibt sein Bestes, kommt damit aber nur zentimeterweise von der Stelle.

„Ich hatte eine schwere Hüft-OP. Geht nun nicht mehr so flott wie früher!"

„Kommt, wir heben den Mann schnell aus dem Weg!", sage ich zu den drei Sanis.

Helge und Mike sind sofort bei der Sache, greifen dem Opa rasch unter die Arme und ziehen ihn samt seiner Gehstützen ein kleines Stück zur Seite, so dass es Jan und mir gerade knapp gelingt, zwischen Türrahmen und Senior in den Raum zu kommen.

Der Länge nach liegt Martin in Jogginghose und T-Shirt bekleidet auf dem Boden. Er füllt den Raum mit seinem massigen Körper beinahe vollständig aus: die Füße liegen rechts vor der Zimmertür, der Kopf dicht vor der Heizung an der gegenüberliegenden Seite des Raumes unter dem einzigen Fenster.

„Der Mann ist im Gesicht noch *rosig*, nicht tief violett, wie ich es von Verstorbenen kenne. Vielleicht haben wir noch Erfolg", denke ich.

Martin ist so raumgreifend und das Zimmer so eng, dass wir nur zu zweit Platz neben dem Leblosen finden. Mike und Helge müssen im Flur zurückbleiben und Jan und mich sozusagen „von außen bedienen". Ich quetsche mich zwischen Martins Kopf und die

Heizung. Rechts raubt ein großer Schreibtisch Platz, so dass sich Jan links neben den Patienten knien muß.

Ein schneller Check: keine Atmung, kein Puls.

„Fang an zu drücken!", sage ich zu Jan und dann weiter zu Helge:

„Wirf mir den Beatmungsbeutel her! Und anschließend gleich die EKG-Elektroden!"

Während Jan neben mir rhythmisch auf das Brustbein des Mannes drückt, presse ich zweimal mit dem Beatmungsbeutel Luft in dessen Lunge. Dann rasch die großen EKG-Kleber auf Martins Brust fixieren und wieder beatmen. Jetzt eine kurze Pause und ein schneller Blick auf das EKG: Martins Herz steht still. Jan drückt sofort weiter. Ihm steht schon der Schweiß auf der Stirn. In dem offensichtlich als Büro genutzten Raum herrscht eine Affenhitze.

„Schmeiß mir alles für einen Zugang her und dann Adrenalin aufziehen!"

Mike ergattert tatsächlich noch einen winzigen Platz neben Martin, in dem er die nach innen zu öffnende Zimmertür trotz eines Widerstandes mit Kraft noch einige Zentimeter weiter aufschiebt. Es poltert. Egal, Kollateralschaden, aber jetzt sind wir zu dritt am Patienten. Er gibt mir die Kanüle, die ich in einer dicken Vene am Hals platzieren kann. Schnell ein Pflaster drauf, damit das Ding nicht rausrutscht und wieder zweimal beatmen.

„Hier, das Adrenalin!"

In dieser Sekunde, gerade als ich ein Milligramm des kreislaufanregenden Medikamentes in die Halsvene spritze, fragt Jan unvermittelt in die Runde:

„Warum wird denn mein Hintern so heiß?"

Er drückt weiter und dreht seinen Kopf weg vom Patienten, hin zur geöffneten Zimmertür.

„Scheiße! Ein Holzkohlegrill!" ruft er erschrocken.

Und tatsächlich! In der Ecke hinter der geöffneten Zimmertür, beim Blick von außen in das Zimmer überhaupt nicht sichtbar, liegt ein umgefallener, schwarzer Grill, davor einige Briketts und Asche.

Hilfe! Kohlenmonoxid! Und wir mittendrin!

Kohlenmonoxid (chem. CO) ist ein lebensgefährliches Gas, das bei der unvollständigen Verbrennung von kohlenstoffhaltigen Feststoffen entsteht. Das geruchs-, geschmacks- und farblose Gas ist ohne technische Hilfsmittel (CO-Warngeräte) vom Menschen nicht bemerkbar.

Einmal eingeatmet, besetzen die CO-Moleküle den Sauerstoff-Transportplatz der roten Blutkörperchen und geben ihn nicht mehr für die Sauerstoff-Moleküle frei. Die Folge ist ein zunehmender Sauerstoffmangel im Körper, der letztendlich zum Tode durch inneres Ersticken führt.

Die körperlichen Symptome sind abhängig vom Anteil der besetzten roten Blutkörperchen (% CO-Hb): über 10% > Kopfschmerzen, über 20% > Schwindel und Übelkeit, über 30% > zusätzlich Sehstörungen, über 40% > zusätzlich Herzrhythmusstörungen, über 50% > Koma, über 60% > akut drohendes Atem- und Kreislaufversagen.

Die einzige kausale Therapie einer Kohlenmonoxidvergiftung ist die hochdosierte Sauerstoffgabe. Bei einem nur geringen Anteil von mit CO beladenen roten Blutkörperchen, reicht die Gabe von Sauerstoff per Maske. In fortgeschrittenen Vergiftungsfällen muß der Patient in eine Überdruckkammer (Taucherkammer). Atmet der Patient nämlich Sauerstoff unter erhöhtem Umgebungsdruck, dann wird das Kohlenmonoxid von den roten Blutkörperchen weggedrängt, so dass diese Transportplätze wieder vom Sauerstoff genutzt werden können.

Mir schwirren 1000 Gedanken durch den Kopf. Ich bin wie gelähmt. Was sollen wir tun? Eigensicherung? Aufhören und sofort den Raum verlassen? Weitermachen? Um Martins Leben kämpfen?

Da springt Mike auf und will das Fenster über mir öffnen. Die heruntergelassene Aluminium-Jalousie behindert seinen ersten Versuch. Beim zweiten, sehr kräftigen Anlauf gelingt es ihm. Die Jalousie kracht samt Halterung neben mir auf den Teppich, aber das

Fenster steht nun weit auf. Dann schiebt er mit seinem Stiefel in Windeseile die herumliegenden Briketts zurück in den Grill und schmeißt kurzerhand alles aus dem Fenster.

„Wie gehts Euch?", frage ich in die Runde, „irgendwelche Beschwerden?"

Helge und Mike antworten nicht. Schütteln nur kurz mit dem Kopf.

„Mir ist ziemlich schwindelig!", antwortet Jan.

Ich selbst habe etwas Kopfschmerzen, fühle mich aber sonst gut.

„Jan, geh raus an die Luft! Und bestell dir über Funk einen weiteren Rettungswagen! Wir machen weiter!"

Mike löst Jan sofort beim Drücken ab, und ich versuche gleich Martin einen Beatmungsschlauch in die Luftröhre zu schieben. Dazu fasse ich zuerst an seinen Unterkiefer, um seinen Mund zu öffnen.

„Ich kriege den Mund nicht auf, irgendwie verkrampft! Zieh mal Succinyl auf, damit wird der Unterkiefer schon locker!"

Helge kümmert sich um das muskelentspannende Medikament. Mike drückt weiter auf Martins Brustbein. Bevor ich das „Succi" spritze, noch schnell zweimal Sauerstoff mit dem Beatmungsbeutel in die Lungen unseres Patienten. Dann drückt Mike weiter.

Nach einer guten Minute versuche ich erneut Martins Mund zu öffnen. Es gelingt mir wieder nicht.

Warum wirkt das Zeug nicht? Klappt doch sonst immer!

Da schießt es mir wie ein Blitz in den Kopf: Martin ist längst tot! Die Leichenstarre hat seinen Unterkiefer bereits fest im Griff. Martins rosige Gesichtsfarbe hat mich auf eine falsche, vorallem aber für uns sehr gefährlich Fährte geführt....

„Wir hören auf. Sind zu spät gekommen!", sage ich zu den Jungs.

Nachtrag:

Nachdem die Kripo eintraf und wir die Einsatzstelle für die weiteren Todesermittlungen an sie übergeben hatten, sind Helge, Mike, Jan und ich in die Uniklinik gefahren worden, um uns untersuchen zu lassen. Der dort gemessene Anteil von CO-Hb lag bei Jan, der am längsten im Raum und am nächsten am Grill war, bei 21%! Bei mir wurde ein Wert von 17% bestimmt. Mike und Helge, die sich größtenteils außerhalb des kleinen Zimmers aufhielten, hatten Werte um 8%.

Unser Dienst war damit beendet.

Ich bin mir bewusst, dass unser Leben bei diesem Einsatz am seidenen Faden hing und wir saumäßiges Glück hatten. Warum?

Wir eilen in das Zimmer, sehen keinen Grill, aber einen leblosen Patienten mit rosigem Gesicht. Eine teuflische Finte, denn CO sorgt für einen frischen Teint! Dann aber greift der Schutzengel ein und beschert uns zwei Glücksmomente:

Die Zimmertür ist einige Minuten vor unserem Eintreffen von der jungen Frau geöffnet worden. So war der Raum schon vor unserem Betreten etwas gelüftet.

Mike hat mit viel Kraft die Zimmertür so weit aufgeschoben, dass der versteckte Grill umfiel und Jan einen heißen Hintern bekam. Erst dadurch haben wir die CO-Quelle entdeckt und "nochmal unseren Arsch gerettet"!

Heutzutage sind übrigens kleine CO-Warngeräte regelmäßig bei Feuerwehr und Rettungsdiensten im Einsatz.

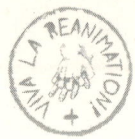

Sambuca

Vatertag 2002. Früher Abend.

Eine junge, blonde Frau winkt in meine Richtung, als ich aus dem Notarztwagen aussteige. An eine Verandatür gelehnt, wedelt sie aufgebracht mit den Armen und ruft uns mit alkoholischem Akzent zu:

„Endlich sind Sie da! Hier lang!"

Silas und ich gehen auf die Veranda und folgen der schwankenden Frau in die heftig nach Anis riechende Erdgeschoss-Wohnung. Kaum sind wir drin, empfängt uns ein durchdringender Schrei.

„Aaah! Scheiße!"

„Was ist passiert? Wo müssen wir hin?", frage ich die Frau erschrocken.

„Da vorne links um die Ecke. Mirco ist im Badezimmer!"

Ich gehe in die angegebene Richtung und stehe unmittelbar in der geöffneten Badezimmertür. Vor der Wanne kniet ein Mann mit vornüber gebeugtem Kopf, so dass ich zunächst nur seinen Rücken sehen kann. Er hält den Duschkopf in seiner rechten Hand und spritzt sich Wasser ins Gesicht.

„Hallo, was ist los? Was ist passiert?"

Mirco reagiert nicht. Ich stupse ihn an.

„Hallo, der Rettungsdienst ist da. Kann ich Ihnen helfen?"

Der Angesprochene dreht sich jetzt ganz langsam um. Und nun schaue ich in ein völlig verbranntes Gesicht!

So eine schwere Verbrennung habe ich in knapp 10 Jahren in der Unfallchirurgie noch nicht gesehen. Von Mircos Augenbrauen und seinem Haaransatz ist nichts weiter übrig als winzige, grau-schwarze Löckchen. Die Haut an seinen Wangen und seiner Stirn ist zu Blasen aufgetrieben. Die Oberlippe und die Nase sind grauweiß statt rot.

Das Schlimmste jedoch: die Haut an seinem rechten Ohr ist bis tief auf den Knorpel schwarz verbrannt.

„Bestell den Hubschrauber und ein Bett in einer Verbrennungsklinik! Verbrennung Grad II und III am Kopf" rufe ich zu Silas, der irgendwo hinter mir steht.

Verbrennungen werden medizinisch in vier Schwere-grade eingeteilt. Grad I entspricht dabei einer schmerz-haften lokalen Rötung. Grad II Verbrennungen zeichnen sich durch Rötung, Blasenbildung und starke Schmerzen infolge einer Reizung der Hautnerven aus. Bei Verbrennungen dritten Grades wird die Oberhaut vollständig zerstört. Das Gewebe bekommt eine weiße Farbe. Das verbrannte Areal schmerzt kaum oder gar nicht, da auch das Unterhautgewebe und damit die schmerzempfindlichen Nerven Schaden genommen haben. Viertgradige Verbrennungen entsprechen einer Verkohlung.

„Bitte kommen Sie mit in das Wohnzimmer. Da können wir Sie besser versorgen. Hier ist es zu eng!"

„Nein! Nein! Ich muss mein Gesicht kühlen!", antwortet mir unser Patient lallend und hält den Kopf wieder unter das kalte Wasser.

„Mirco, los jetzt, mach was der Doktor sagt!"

Die junge Frau hat offenbar den richtigen, viel strengeren Ton als ich, getroffen. Dann, zack, dreht sie den Wasserhahn zu und greift Mirco schroff unter die Achseln.

„Los! Mach hin!"

Ich unterstütze sie, so dass wir Mirco kurze Zeit später auf das Sofa im Wohnzimmer setzen können.

„Aua, ich halt's nicht aus! Machen Sie doch was!"

„Sie kriegen gleich was gegen die Schmerzen!", versuche ich ihn zu beruhigen, was mir nicht gelingt.

Er zappelt mit geschlossenen Augen auf dem Sofa hin und her. Jetzt erkenne ich, dass auch die Oberlider unseres Patienten puterrot sind.

Gottseidank ist nun auch der Rettungswagen eingetroffen. Vier weitere helfende Hände.

„Der Mann hat sich verbrannt. Schnell verkabeln und einen Zugang legen!", sage ich zu den Sanis.

„Bitte öffnen Sie jetzt die Augen. Können Sie scharf sehen?"

Zaghaft macht Mirco die Lidspalten auf, scheint sich im Zimmer zu orientieren.

„Alles scharf und deutlich?"

„Ja, Mann! Ich kann gucken! Aber tu jetzt was gegen die verdammten Schmerzen!"

„Bitte öffnen Sie noch rasch den Mund, damit ich sehen kann, ob Sie sich auch innerlich verbrannt haben!"

Ein kurzer Blick genügt: die Schleimhaut von Mund und Rachen ist ebenfalls stark gerötet. Außerdem fällt mir auf, dass Mircos Nasenhaare versengt sind.

„Ich höre Sie jetzt noch mal schnell auf Ihre Lunge!"

Mircos T-Shirt ist von seiner Kopfdusche klatschnass. Ich schiebe es hoch, dann rasch mein Stethoskop auf seinen Brustkorb. Ein kleiner Lichtblick: die Lunge hört sich gut an. Mirco ist jetzt an den Überwachungs-monitor angeschlossen. Puls 120, Blutdruck 110 zu 60, Sauerstoffsättigung im Blut 91%. Alles soweit in Ordnung.

„Der Hubschrauber kommt in 25 Minuten von der Uniklinik! Sie bringen den Patienten dann auch direkt dorthin auf die Verbrennungsstation!", berichtet Silas.

„Danke! Zieh jetzt Ketanest und Dormicum auf!"

„Doktor, tu jetzt was! Ich gehe kaputt! Das tut höllisch weh!"

Mirco wird gleich wahnsinnig vor Schmerzen. Als der Tropf liegt, spritze ich Mirco das starke Schmerzmittel. Vorab bekommt er ein Medikament, das ihn schläfrig machen soll. Nach etwa einer Minute hört Mirco auf sich zu winden, wird für einen Moment ganz ruhig, um mich dann wie aus der Pistole anzuschreien:

„Boah, Doktor, das Zeug is geil! Das knallt ja super! Is ja wie Fliegen!".

Er krümmt sich vor Lachen auf dem Sofa, kann sich beinahe nicht mehr einkriegen.

„Ketanest und Dormicum. Eine sehr gute Mischung!", kommentiert Silas.

Ich spritze noch 2 Milligramm Dormicum hinterher. Nun dämmert Mirco langsam ein.

„Wir brauchen jetzt das Verbrennungsset!"

Zusammen mit Silas nehme ich die sterile Metalline-Folie aus der Verpackung, schneide Löcher für Augen, Nase und Mund hinein. Anschließend bedecken wir damit das ganze Gesicht.

„Ok, lasst uns kurz überlegen: die Infusion läuft, Schmerzmittel hat er bekommen, einen Verband auch. Dann geht's jetzt mit ihm ins Auto und ab zum Hubschrauber!"

Die Jungs bereiten die Trage vor und packen unser Material zusammen. Ich habe kurz Zeit, mich im Zimmer umzusehen. Es sieht hier aus wie bei „Hempels unterm Sofa". Sind wir im Wohnzimmer? Der große Fernseher an der Wand und das verloren wirkende Zweiersofa direkt davor lassen es vermuten. Der Rest in diesem Zimmer erinnert mich an einen Bahnhofsvorplatz: eine fast leere Bierkiste, Kronkorken, eine umgekippte Sambuca-Flasche, Kippen und Tabakkrümel wild auf dem Fußboden verstreut. Mehr gibt das „Wohnzimmer" nicht her. Fernseher, Zweier-Sofa und Partyabfälle. Sonst nichts. „Schöner Wohnen" geht anders...

Auf dem Weg zum Rettungswagen frage ich die junge Frau nach dem genauen Hergang des Unfalles.

„Wir haben seit heute Vormittag Vatertag gefeiert. Aber der Idiot musste ja unbedingt zum krönenden Abschluß noch brennenden Sambuca trinken. Sie wissen, so wie beim Italiener. Allerdings aus Wassergläsern! Als hätte die halbe Kiste Bier nicht schon gereicht!"

„Und dann?"

„Mirco hat mit seinem Kumpel Verbrüderung mit dem flammenden Schnaps getrunken. Schön jeder sein Glas in der Hand, gegenseitig den Arm eingehakt und ‚Prost'. Im Suffkopp haben die beiden dabei noch einen Tanz gemacht. Dabei ist es dann passiert. Das Wasserglas voll mit dem brennendem Schnaps mitten in sein Gesicht. Er sah aus wie eine lebende Fackel!"

Ich schaue die Frau sprachlos an und steige zu Mirco in den Rettungswagen.

Nachtrag:

Eine Stunde später liegt Mirco bereits auf dem OP-Tisch der Uniklinik. Er wird die Klinik erst 14 Wochen später wieder verlassen. Sein rechtes Ohr und Teile seiner Nase konnten nicht gerettet werden.

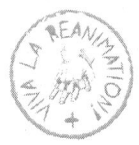

Stillgestanden!

Herbst 2001.

Eine entspannte Zeit liegt vor mir. Nicht direkt Urlaub, aber ganz nah dran. So denke ich jedenfalls, als ich im Auto Richtung Süden sitze...

Ich tausche für vier Wochen mein weißes „Assistenzarzt-in-der-Chirurgie-Kostüm" gegen die blaue Uniform eines Flottillenarztes der Reserve. Einen Monat lang Wehrübung in Calw, einer Kleinstadt rund 40 Kilometer südwestlich von Stuttgart. Wunderbar: kein OP-Stress, keine Arztbriefe schreiben, keine Chefvisiten, keine Betrunkenen mit Kopfplatzwunden, keine nicht enden wollenden Nachtdienste. Klinikalltag ade!

Stattdessen bin ich „Truppenarzt auf Zeit" im Sanitätsbereich der „Graf Zeppelin-Kaserne", Standort des „Kommando-Spezialkräfte" (KSK) der Bundeswehr. Diese Elite-Einheit ist darauf spezialisiert besonders heikle Missionen im Ausland zu absolvieren: Gefangenenbefreiung, Terrorismus-abwehr und Festnahme von Kriegsverbrechern. Die handverlesene Truppe ist durchtrainiert bis in die kleinsten Muskelfasern. Topfitte junge Männer, körperlich und mental bis weit über Jedermanns Schmerzgrenze hinaus belastbar. Was soll ich hier als Arzt also tun? Vermutlich Entspannung pur.

Die ersten Tage verbringe ich damit, mich in der riesigen Kaserne zu orientieren. Hinzu kommt Hausarztmedizin in der täglichen Truppenarzt-Sprechstunde: Ohrenschmerzen, Fußpilz, Bauchweh und Durchfall. Alles banal, keine großen Heraus-forderungen. Ganz im Gegenteil zur geforderten Etikette in der Offiziersmesse, wo ich dreimal täglich zum Essen gehe...

Bereits am dritten Tag bin ich zum Bereitschaftsdienst für die kleine Bettenstation des Sanitätsbereiches eingeteilt. Heute Nachmittag liegen hier drei Soldaten, die wegen ihrer Erkrankungen engmaschig medizinisch betreut werden müssen. Truppenarztkollege Dr. Müller gibt mir zum Dienstbeginn um 16 Uhr einen Überblick: Michael liegt seit zwei Tagen hier. Der junge Unteroffizier hatte sich vor einer Woche beim Absteigen von einem Panzer eine große Risswunde am Schienbein zugezogen, die nun seit zwei Tagen heftig gerötet ist und Eiter absondert. Sein Bettnachbar Kai hat heute Vormittag eine Gehirnerschütterung beim dienstlichen Handballspiel erlitten. Der dritte und letzte Patient ist Hans. Er wurde ebenfalls am Vormittag stationär aufgenommen.

„Erkältung, Schlappheit und Fieber 38 Grad. Der Gute hat sich im Manöver wohl einen grippalen Infekt eingehandelt!", beschreibt mir Dr. Müller den jungen Gefreiten.

„Insgesamt geht es den drei Patienten aber gut! Die machen Ihnen heute Nacht keine Arbeit!"

Dann wünscht er mir einen ruhigen Dienst und verabschiedet sich in den Feierabend. Bevor auch ich den San-Bereich verlasse, möchte ich mir noch kurz die drei Patienten anschauen. Ich bitte den Sanitätssoldaten, der heute Nacht hier Dienst hat, mich zur Visite zu begleiten. Im Krankenzimmer stelle ich mich kurz vor und frage dann:

„Soweit alles in Ordnung? Oder gibt's irgendwelche Probleme?"

Die drei jungen Männer schütteln mit dem Kopf.

„Alles ok." sagt mir der Patient mit dem dicken Verband am Unterschenkel.

Dann wende ich mich Kai zu.

„Dröhnt der Kopf noch?"

„Nur noch ein bisschen. Die Tablette Paracetamol hat geholfen."

Ich werfe noch einen Blick in seine Pupillen. Eng und rund, wie im Lehrbuch. Keine Auffälligkeiten. Dann frage ich Hans:

„Und wie sieht's bei Ihnen aus?"

„Ich fühle mich immer noch etwas schlapp. Aber das Fieber ist vom Novalgin schon runtergegangen."

„Bei meiner letzten Messung kurz vor unserer Visite waren es nur noch 36,5 Grad.", ergänzt der Sani.

„Sie kriegen nochmal einen Liter Infusion über Nacht, und dann sehen wir uns alle morgen früh um 7 Uhr wieder. Bis dahin gute Besserung!"

Jetzt verabschiede ich mich auch vom Sani und gehe zum Abendessen in die Offiziersmesse.

Die kommende Nacht ist ruhig. Ich schlafe wie ein Baby bis 6 Uhr. Jetzt duschen, Zähne putzen und rasieren. Ich beeile mich, weil ich die drei Jungs der Bettenstation unbedingt vor Dienstbeginn nochmal visitieren möchte.

„Guten Morgen! Gab's heute Nacht irgendwas Aufregendes?", frage ich den noch verschlafenen Sani vom Nachtdienst.

„Hallo Doktor. Nee. Nix. Wir haben alle gut geschlafen!"

„Gehen wir nochmal schnell zu ihnen? Dann gibt's Kaffee!"

Als wir das Patientenzimmer betreten schrecken zwei der drei Soldaten hoch.

„Schon sieben Uhr?", fragt Michael.

"Guten Morgen! Es ist viertel vor. Ich wollte nochmal rasch gucken, wie es Ihnen geht."

Michaels Verband ist durchgesuppt. Die ansonsten schneeweisse Mullbinde hat in der Mitte einen handtellergroßen grau-grünen Fleck.

„Wie ist es mit Schmerzen?" frage ich ihn.

„Geht. Nicht schlimmer als gestern."

„Schön, dann machen wir nachher einen Verbandswechsel."

„Bitte gleich nochmal Fieber messen!", sage ich nun zum Sanitätssoldaten.

„Jetzt?", fragt er erstaunt zurück.

„Ja, klar. Aber nur, wenn's Ihnen keine allzu großen Umstände macht!", antworte ich mit einem Zwinkern.

Dann gehe ich zu Kai, und der Sani holt das Thermometer.

„Und bei Ihnen? Geht's besser als gestern?"

„Ich habe super gepennt. Keine Kopfschmerzen, kein Schwindel. Nix. Alles ok."

„Ich würde gerne nochmal in Ihre Pupillen schauen."

Meine Untersuchung bestätigt Kais Empfinden. Alles in Ordnung.

„Dann geht's sicher heute nach Hause!"

In der Zwischenzeit hat der Sani bei Michael die Temperatur gemessen.

„37 Grad!", sagt er in meine Richtung.

„Danke."

Zum Schluss der Visite noch schnell zu Hans. Er ist von unseren Gesprächen nun auch wach.

„Guten Morgen. Wie geht es Ihnen?"

„Ach, nicht schlecht. Ich habe bis eben geschlafen. Bin noch ein bisschen groggy!", sagt er mit leiser Stimme.

„Und sonst? Gliederschmerzen? Husten? Schüttelfrost? Kopfschmerzen?"

„Ich habe noch Kopfschmerzen! Und mir ist kalt. Irgendwie 'grippig'. Aber insgesamt ist alles ok."

„Wir messen auch noch kurz Ihre Körpertemperatur und dann gibt's auch schon bald Frühstück!"

„Ach, Hunger habe ich nicht!"

Hans geht es wohl doch nicht so gut, wie er vorgibt. Kurze Zeit später steckt der Sani das Quecksilberthermometer unter Hans' Achsel.

„38,9 Grad!" liest er das Ergebnis nach gut einer Minute ab.

„Dann geben Sie ihm bitte einen weiteren Liter Infusion und auch nochmal Novalgin. Damit kriegen wir das hin!", antworte ich dem Sani und dann zu den Kranken:

„Bis später!"

Ich drehe mich um und folge dem San-Soldaten aus dem Zimmer. Gerade als ich die Tür hinter mir schließen will, da schießt mir ein Gedanke wie ein Blitz in den Kopf.

„Hohes Fieber mit Grippesymptomen und starken Kopfschmerzen müssen bei Ihnen alle Alarmglocken läuten lassen!", hat uns Professor Siegert in der Neurologie Vorlesung in der Uni mehrfach eindringlich gemahnt.

Ich stoße die Tür sofort wieder auf und gehe mit schnellen Schritten zurück zu Hans.

„Mir ist gerade noch etwas eingefallen. Ich muss noch eine Untersuchung bei Ihnen machen!"

Hans schaut mich erstaunt aus seinen glasigen Augen an.

„Können Sie bitte mal den Kopf anheben und Ihr Kinn auf die Brust legen?"

Hans scheint nicht zu verstehen, was ich von ihm möchte. Daher fasse ich mit beiden Händen seinen Kopf und versuche ihn vom Kissen anzuheben.

„Aaah!" stöhnt mir Hans entgegen.

„Wir bringen Sie vorsichtshalber in die Klinik! Ich erzähle Ihnen gleich worum es geht!"

„Jetzt gleich?"

Ich nicke.

„Verstehe ich nicht. Mir geht's doch soweit ganz gut!"

„Nur zu Ihrer Sicherheit!", ergänze ich und verlasse zügig das Zimmer.

Im Dienstzimmer spreche ich gleich den Sanitäter an:

„Organisieren Sie sehr schnell einen Krankentransport in die Klinik. Ich glaube, dass der Patient mit Fieber und Kopfschmerzen eine Meningitis hat!"

Eine Meningitis ist eine durch Bakterien, Viren o.a. verursachte Entzündung jener dünnen Zellschicht, die das Gehirn und das Rückenmark unmittelbar umschliesst (Meningen = Hirnhäute). Insbesondere die bakterielle Form ist wegen der Nähe der aggressiven Keime zu den empfindlichen Zellen des zentralen Nervensystems eine absolute Notfallsituation. Klinische Zeichen und dringende Warnsignale sind Kopfschmerzen, hohes Fieber und Nackensteifigkeit (die Unfähigkeit das Kinn schmerzfrei auf die Brust zu legen). Die dringende Diagnosestellung und Differenzierung der verschiedenen Arten der Hirnhautentzündung erfolgt mittels Punktion des Rückenmarkkanales. Die so gewonnene Rückenmarksflüssigkeit (Liquor) wird anschließend im Labor untersucht.

„Wenn es schnell losgehen muss, dann bestelle ich einen Rettungswagen über 112!"

„Machen Sie das! Hastig!"

Während ich ungeduldig auf den Transport warte, gehe ich zu Hans und schildere meinen Verdacht und was nun mit ihm geschieht. Er bleibt dabei erstaunlich gelassen. Nach gut 10 Minuten ist der Rettungswagen da. Ich berichte der Besatzung schnell, was anliegt. Zusammen legen wir Hans behutsam auf die Trage und bringen ihn anschließend in den roten Sprinter.

„Bitte noch verkabeln! Blutdruck, Puls, Sauerstoffsättigung. Anschliessend geht es gleich los. Mit Blaulicht!"

Die Werte auf dem Überwachungsmonitor sind in Ordnung. Lediglich Hans' Puls ist erwartungsgemäß, bei fast 39 Grad Fieber, zu schnell: 130 Schläge pro Minute. Kurz nachdem wir losgefahren sind frage ich Hans:

„Alles ok?"

Er reagiert nicht, schaut stattdessen wie abwesend an die Decke des Autos. Hmmh, habe ich ihn zu leise gefragt? Ich wiederhole die Frage, diesmal deutlich lauter.

„Alles ok?"

Kaum habe ich das ausgesprochen, da wird Hans vom Kopf bis zu den Füßen von einem Krampfanfall durchgeschüttelt. Er streckt sich bis zum Hohlkreuz und schleudert mit den Armen hin und her. Sein Gesicht ist zu einer Grimasse verzerrt.

„Zieh Dormicum auf! 5 Milligramm auf 5 Milliliter!"
sage ich zum älteren der beiden Rettungsassistenten.

Er steht schnell auf, lehnt sich an den
Medikamentenschrank und versucht irgendwie trotz
schaukelnder Fahrt sicheren Halt zu finden. Als er mir
nach kurzer Zeit das Medikament in der Spritze reicht,
endet der Krampfanfall so schnell, wie er begann.
Erstmal kein Grund für Dormicum. Ein Blick auf den
Monitor. Alle Kreislaufwerte sind unverändert. Jetzt
noch ein Blick in Hans' Pupillen. Hat sich auch nichts
verändert. Hoffentlich sind wir gleich in der Klinik...
Ich stupse Hans an und frage:

„Können Sie mich hören?"

Er antwortet nicht, öffnet aber immerhin ganz
langsam die Augen. Wir sind jetzt endlich in der
Klinik. Die Sanis schieben Hans ohne Umwege in den
Schockraum, und ich berichte dem diensthabenden
Kollegen kurz, was bisher geschah.

Auf der Fahrt zurück in die Kaserne habe ich ein
komisches Gefühl. „Gute" Einsätze sind anders.

Gegen 9 Uhr klingelt mein Diensttelefon. Professor
Beims, Chefarzt aus der Klinik, ist am anderen Ende
der Leitung. Er berichtet mir, dass Hans kurz nach
unserer Abfahrt erneut gekrampft hat. Unmittelbar
danach hörte er auf zu atmen, musste intubiert
werden und wird seither maschinell beatmet. Bei der
notfallmässig durchgeführten Rückenmarkspunktion

sei anstelle von klarem Liquor praktisch reiner Eiter in der Punktionsspritze gewesen. Mittels Mikroskopie konnten Meningokokken als Auslöser der Meningitis identifiziert werden.

In der Zwischenzeit wurde Hans mit einem Hubschrauber in ein großes Bundeswehrkrankenhaus geflogen worden.

Nachtrag:

Meningokokken werden ebenso wie Erkältungskrankheiten, durch Tröpfcheninfektion von Keimträgern übertragen. Die Empfehlungen des Robert-Koch-Instituts sehen vor, dass "enge Kontaktpersonen" von Erkrankten eine entsprechende Antibiotika-Prophylaxe zur Verhütung der genannten Erkrankung einnehmen sollen. Im Falle von Hans hatte das weitreichende Konsequenzen. Er war als Soldat in einem Materiallager beschäftigt und ist deshalb täglich mit unzähligen anderen Soldaten in engem Kontakt gewesen.

Ich informierte den Kasernenkommandanten über den Erkrankungsfall und die Notwendigkeit die Kontaktpersonen von Hans zu identifizieren. Letztlich meldeten sich fast 150 Soldaten, die von uns versorgt werden mussten.

Die notwendige Prophylaxe wird mit dem Antibiotikum Rifampicin durchgeführt. Erwachsene nehmen an zwei aufeinander folgenden Tagen jeweils zwei Tabletten à 600 Milligramm. Das bedeutete, dass insgesamt 600 Tabletten benötigt wurden. So viele Tabletten Rifampicin sind in keiner einzelnen Apotheke vorrätig, maximal ein bis zwei Packungen à 10 Stück. Deshalb wurde der Fahrdienst der Kaserne mit mehreren Fahrzeugen in Bewegung gesetzt, um sämtliche Apotheken im Umkreis von 50 Kilometern abzuklappern.

Bis zum Ende meiner Wehrübung war Hans in kritischem Zustand auf der Intensivstation. Über sein Schicksal darüber hinaus habe ich leider keine Informationen.

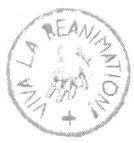

Preußens Gloria

Hessen im September 2015.

Ein schöner Spätsommertag erwärmt das kleine Fachwerkstädtchen, in dem ich heute zum ersten Mal arbeite. Der Vertretungsjob ist gestern kurzfristig wegen der Erkrankung eines Kollegen dringend neu zu besetzen gewesen.

Mittags um kurz vor zwölf piept es.

„Leblose Person. Telefon-Rea läuft."

Noch hastig einen Schluck lauwarmen Kaffee aus der Tasse in meiner Hand, dann schnappe ich mir meine signalrote Jacke und laufe zum Notarztauto. Andi, der Rettungsassistent erwartet mich längst.

Blaulicht an und los.

Nach nur knapp fünf Minuten Fahrt durch enge Innenstadtgassen hinaus aus dem Stadtzentrum, erreichen wir, zeitgleich mit dem Rettungswagen, das kleine Einfamilienhaus aus den 50er-Jahren. Ruckzuck nehme ich meinen Rucksack aus dem Auto und eile durch den tippi toppi gepflegten Vorgarten. Dann fünf

Stufen hoch und ich stehe vor der Eingangstür. Andi, sowie Jan und Mike, die beiden Sanis vom Rettungswagen, folgen nur wenige Schritte mit „schwerem Gerät" hinter mir. Die Haustür ist verschlossen. Ich klingele. Endlose Sekunden verrinnen, nichts passiert. Dann drücke ich erneut auf den mit „Fam. Münzer" beschrifteten Klingelknopf. Es dauert und dauert und dauert... Jetzt endlich öffnet sich die Tür. Eine kleine, alte Frau macht uns auf.

„Hallo, wo müssen wir hin?", frage ich.

„Links in die Küche!", gibt sie mir mit dünner Stimme Antwort.

Nach wenigen Schritte durch den Flur stehe ich jetzt vor der Küche. Zwischen Kochzeile und Eckbank liegt Hubert, blitzeblau angelaufen, der Länge nach auf dem PVC-Boden. Über ihm kniet ein etwa 60-jähriger Mann. Er drückt kraftlos und völlig erschöpft auf Huberts Brustkorb.

„Schnell! Ziehen wir ihn in den Flur. Hier in der Küche ist kein Platz!", sage ich zu den hinter mir stehenden Sanis.

Mit vereinten Kräften gelingt es uns in Sekunden, den dicken Mann aus der engen Küche in den Korridor zu ziehen. Nun läuft alles wie am Schnürchen: Jan fängt umgehend mit der Herzdruckmassage an, Mike klebt die beiden großen EKG-Elektroden auf Huberts Brust und Andi reißt den Rucksack auf und macht den

Beatmungsbeutel fertig. Ich beginne mit einer ersten raschen Untersuchung. Ein Blick in Huberts Mund: kein Hindernis für die Beatmung. Dann ein Blick in seine Pupillen. Sie sind so groß wie Cent-Stücke. Andi gibt mir jetzt den Beatmungsbeutel. Damit nun schnell zwei, drei kräftige Lungenfüllungen.

„Kurze Pause beim Drücken! Ich will sehen was das EKG macht!"

Jan stoppt. Das EKG zeigt, dass Huberts Herz komplett stillsteht. Null-Linie.

„Weiter drücken! Und alles vorbereiten für einen Zugang und die Intubation. Dann noch unverdünnt Adrenalin aufziehen!"

Wir möchten uns zerreißen! Am Anfang jeder Reanimation ist soviel zu tun und am Besten alles gleichzeitig und alles sofort!

Das Team arbeitet super. Wie ein Schweizer Uhrwerk. Nach wenigen Augenblicken läuft eine Infusion und in Huberts Luftröhre liegt der Beatmungsschlauch.

„Adrenalin. 1 Milligramm!", sage ich zum Sani.

Andi spritzt das Kreislaufmedikament. Nach einer Minute dann ein erneuter Blick auf das EKG. Nichts. Kein Ausschlag.

Mike und Jan lösen sich bei der Herzmassage ab. Weiter gehts. Nächste Runde.

„Der Blutzucker ist 127!"

„Danke."

Ich schaue wieder in Huberts braune Augen. Seine Pupillen sind unverändert riesengroß. Ein schlechtes Zeichen… Da nun Herzmassage, Beatmung und Adrenalinspritzen wie am Schnürchen laufen und der anfängliche Stress etwas abfällt, habe ich kurz Gelegenheit der alten Frau ein paar Fragen zur Vorgeschichte zu stellen.

„Bitte erzählen Sie mir, was vorgefallen ist!"

„Mein Mann und ich haben seit 9 Uhr unseren Garten winterfest gemacht. Um halb zwölf hat er plötzlich zu mir gesagt, dass er schlecht Luft kriegt. Wir sind dann gleich rein in die Küche. Er hat sich auf die Eckbank gesetzt und wollte sein Asthmaspray nehmen. Da hat ihn unvermittelt der Schlag gerührt, und er ist am Tisch zusammengebrochen."

Zwischendurch ein Blick auf das EKG. Nichts. Keine Regung. Nochmal Adrenalin, weiter drücken und beatmen.

„Und? Was haben Sie dann gemacht?" frage ich weiter, im Kopf die Erinnerung, dass unser Alarm ja erst um 12 Uhr reinkam.

„Ich habe ihn angestupst und an ihm gerüttelt, um ihn wieder wachzukriegen. Aber er hat sich nicht gerührt. Da bin ich gleich nochmal raus in den Garten. Schnell aufräumen! Der ganze Bürgersteig lag ja noch voll mit den Ästen von dem Busch, den mein Mann gerade beschnitten hatte. Was sollen die Nachbarn von uns denken?! Wir sind alte Preußen. Pünktlichkeit, Ordnung, Sparsamkeit!", antwortet sie mir.

In ihrer Stimme schwingt Stolz. Und während sie spricht, nimmt die zarte Oma eine richtig stramme Haltung ein. Die Sanis und ich schauen uns fassungslos an.

„Und dann?"

„Als alles sauber war, bin ich wieder rein und habe gleich wieder versucht meinen Mann wachzurütteln. Er hat sich aber immer noch nicht berappelt. Da bin ich rüber zu unserem Nachbarn, um Hilfe zu holen. Er kam gleich mit. Hat meinen Mann auf der Eckbank untersucht, ihn sofort runter auf den Küchenboden gelegt und mit der Wiederbelebung angefangen. Und ich habe die Rettung verständigt."

„Wann haben Sie angefangen zu drücken?" frage ich den Nachbarn.

„Ach, das muss so 11.50 Uhr gewesen sein. Das Mittagessen war fast fertig. Und wir essen immer pünktlich um 12!"

Kurze Rechnung: um 11.30 Uhr brach Hubert zusammen. Ab etwa 11.50 Uhr dann Laien-Reanimation. Macht 20 Minuten ohne Kreislauf. Das überlebt kein Hirn! Bereits nach 8-10 Minuten ohne ausreichende Sauerstoffversorgung nimmt das Gehirn unwiederbringlichen Schaden.

Ich untersuche erneut Huberts Pupillen. Die sind immer noch centgroß und immer noch ohne Reaktion auf das Licht meiner Taschenlampe. Huberts Gesicht ist konstant düster. Dunkel-violett liegt der Mann vor mir – trotz guter Herzdruckmassage und maschineller Beatmung mit 100% Sauerstoff. Mein Entschluss steht nach kurzer Bedenkzeit fest.

„Hör auf zu drücken!" sage ich zum Sani.

Um 12.25 Uhr beenden wir unsere vergeblichen Bemühungen um Huberts Leben.

Er ist tot.

Zwanzig Minuten ohne jeglichen Wiederbelebungsversuch konnten wir nicht mehr einholen.

Mit kehliger Stimme erkläre ich der alten Frau, dass wir zu spät gekommen sind und nichts mehr für ihren Mann tun konnten. Sie sagt nichts, schaut mich nur ganz still an. Dann dreht sie sich um, geht ins Wohnzimmer, setzt sich auf das Sofa und weint. Als ich mich neben sie setze, um sie zu trösten, greift sie nach vorn auf den Wohnzimmertisch und zeigt mir eine Jubiläumskarte.

„Alles Gute zum 60. Hochzeitstag!" steht auf der ersten Seite.

„Das haben Hubert und ich vor 10 Tagen gefeiert!"

Mir schnürt es fast die Kehle zu. Ich sitze wie gelähmt neben der Frau. Ich kann ihr nichts entgegnen, bin

hilflos. Das ist zu viel, auch nach Jahren im Rettungsdienst.

Als wir nach Eintreffen des Notfall-Seelsorgers und
Erledigung des Papierkrams zurück zur Wache
fahren, schaue ich mich noch einmal zu dem kleinen
Haus um.

Der blitzblanke Bürgersteig erstrahlt in der Herbst-
sonne.

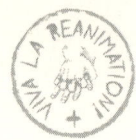

Ein letztes Mal

Hessen. 2014.

Um 3 Uhr nachts werde ich vom durchdringenden Piepen meines Alarmmelders aufgeschreckt. Noch deutlich schlaftrunken suche ich das Nervteil. In den unzähligen Taschen meiner Notarztjacke ist es nicht. Nach ewigen Sekunden werde ich endlich, endlich in der Seitentasche meiner Hose fündig. Piepen aus!

"Hilflose Person hinter Tür. Schmidt, männlich, 82, Adenauerstr. 12" zeigt das Display.

Schnell rein in die Hose, Stiefel an, ein Kaugummi für den frischen Atem und ab zum Auto. Vom Fahrer des Notarztautos noch keine Spur. Vielleicht hat seine Jacke noch mehr Taschen als meine...

Nach einer Minute geht es auf die Straße. Kaum haben wir die Rettungswache verlassen, spricht uns die Rettungsleitstelle an.

„Leitstelle für 1-82-1. Der Anruf kam über die Hausnotruf-Zentrale. Herr Schmidt hat seit mehr als 24 Stunden nicht den „Es-geht-mir-gut-Knopf" an seinem Hausnotruf betätigt. Ein Mitarbeiter des Hausnotrufes ist schon mit einem Zweitschlüssel unterwegs zum Türöffnen."

Hansi und ich treffen acht Minuten später in der Adenauerstraße ein.

„Man-o-man. Elegantes Viertel. Ein Haus größer als das andere!"

„Hier wohnt der echte Geldadel!", antwortet Hansi.

Hausnummer 12 reiht sich nahtlos in das Gesagte ein: ein fetter, weißer Bungalow, gepflegter Garten mit alten Bäumen. Links vom Buchsbaum gesäumten Fußweg erkenne ich im Dunkel einen großen Swimmingpool. Vor der Haustür erwartet uns ein junger Mann.

„Guten Abend. Das ist ja schön, dass Ihr so schnell hier seid. Alleine wäre ich nicht in das Haus gegangen. Ich bin ja nur der Zivi vom Hausnotruf und soll Euch die Tür aufschließen. Ich habe schon geklingelt. Macht aber keiner auf!"

„Das ist nett, vielen Dank!", antworte ich dem etwa 20-jährigen.

Dann kramt der Zivi ein riesengroßes Schlüsselbund aus seinem Rucksack und sucht den Schlüssel für das Haus Adenauerstraße 12. Das dauert. Sind sicher 20 Schlüssel an dem Schlüsselbund. Während der junge Mann sein Bestes beim Auffinden des richtigen Schlüssels gibt, schaue ich mich im Bereich des

Hauseinganges um. Ein eindrucksvolles Namensschild empfängt den Besucher:

"Prof. Dr. Ing. Dr. hc mult. Werner Schmidt"

Ich zeige Hansi das Schild und sage ganz kleinlaut:

„Da kann ich nicht mithalten!"

„Stimmt. Du bist ja nur popeliger Doktor!"

Endlich ist die Haustür auf. Im Flur ist es dunkel. Lediglich ein sehr dünner Lichtschein aus einem der angrenzenden Zimmer gibt ein bisschen Orientierung.

„Hallo! Ist jemand hier?", rufe ich laut in das Haus.

Keine Antwort.

"Hallo! Herr Schmidt! Sind sie zu Hause?"

Wieder keine Antwort. Hansi und ich gehen in Richtung des beleuchteten Zimmers. Der junge Zivi folgt uns. Wir stehen jetzt offenbar im Wohnzimmer. Richtig hell ist es hier auch nicht. Einzig die Stehlampe gegenüber der Zimmertür erhellt den Raum. Ich sehe zunächst niemanden.

„Hansi, siehst du einen Lichtschalter?", frage ich den Sani und bin selbst auf der Suche danach.

„Moment!"

Hansis Taschenlampe erleichtert ihm jetzt die Suche, und plötzlich ist es taghell in dem Raum. Professor Schmidt hat eine eindrucksvolle LED-Installation. Im hellen Licht der vielen Lampen entdeckte ich nun seitlich von mir einen Schreibtisch und davor die Rückenlehne eines mächtigen Bürosessels.

Über die linke Armlehne des Sessels hängt ein regloser menschlicher Oberkörper.

Rasch eile ich zum Schreibtisch und drehe den Bürosessel in meine Richtung. Der dunkelviolette Kopf des Mannes im Sessel hängt schlaff auf die Schulter herab. Ich überprüfe Atmung und Puls. Nichts. Ein kurzer Griff an den Unterkiefer des alten Mannes. Ich kann seinen Mund nicht öffnen. Die Leichenstarre hat den Kiefer längst fest im Griff.

"Wir kommen zu spät!", sage ich zu Hansi und dem Zivi, der sichtlich schockiert ist.

Kaum habe ich das ausgesprochen, da entdecke ich ein spezielles Detail. Herr Schmidt ist elegant bekleidet: schwarzer Rollkragenpullover, schwarze Cordhose und dazu schwarze „Budapester". Soweit nichts Besonderes, wenn da nicht noch der offene Hosenstall wäre, aus dem Professor Schmidts schlaffes Glied heraushängt. Was für ein Bild! Hilfe! Ich will das nachts um 3 Uhr nicht sehen.

„Wer weiß, was er gemacht hat?! Warte mal ne Sekunde!" sagt Hansi vielsagend und tritt an den Schreibtisch.

Unvermittelt greift er die Computermaus des iMac.

„Was hast Du vor?", frage ich.

Aber kaum hat er die Maus angefasst, da erwacht der zuvor schwarze Computerbildschirm wieder zum Leben, und YOUPORN fragt uns prompt, ob wir das zuletzt angesehene Video erneut anschauen wollen.

Ich sage nur knapp: „Nein Hansi, das wollen wir jetzt *nicht!*"

30 Minuten später, nachdem wir die Formalitäten erledigt haben, fahren wir zurück zur Rettungswache. In mich gekehrt denke ich an den alten Mann und in welch unwürdiger Position wir ihn aufgefunden haben. Da holt Hansi mich aus meinen trüben Gedanken:

„Eigentlich kein schlechter Abgang. Gibt schlimmere Arten zu sterben!"

Ich denke kurz darüber nach. Dann muss ich schmunzeln.

Recht hat er wohl.

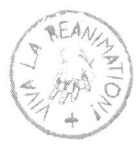

Ich krieg die Seuche

Stuttgart im Sommer 2003.

Ich öle vor mich hin. Seit Wochen! Es ist nicht mehr zum Aushalten. Anfang Juni fing die Hitze an, kein Tag unter 30 Grad und die Nächte tropisch. Jetzt ist es August. Wir nähern uns dem absoluten Siedepunkt dieses Sommers und schwitzen in der Garage der Rettungswache.

Gegen 14 Uhr werde ich aus meinem dämmerigen Phlegma gerissen. Es piept.

„Bewusstseinsgestörte Person, männlich, U-Bahnstation Flughafen"

Noch schnell einen großen Schluck Wasser, dann setze ich mich ins Notarztauto. Los gehts. Wir haben kaum die Halle verlassen, da spricht uns die Rettungsleitstelle über Funk an:

„1-82-2 von Leitstelle Stuttgart!"

„Hier ist 1-82-2!", meldet sich Olli, der heutige NEF-Fahrer.

„Ich weiß nicht, was Euch da erwartet. Zieht Euch, bevor ihr den Patienten untersucht, die komplette Schutzkleidung an: Kittel, Handschuhe, Mundschutz. Der Anrufer war ein junger Mann. Er ist heute aus seinem Urlaub im Kongo zurückgekommen und hat sich wohl schon auf dem Rückflug schlecht gefühlt. Fieber, Kopf- und Gliederschmerzen. Jetzt sackt ihm ständig sein Kreislauf weg."

„Verstanden!", antwortet Olli knapp.

„Noch ein wichtiger Hinweis: der Mann sagte mir am Telefon, dass er in der Nähe eines Ebola-Gebietes unterwegs war!"

„Habe ich richtig verstanden? Ebola?", fragt Sani Olli zweifelnd.

„Ja, richtig verstanden!"

Als ich das höre rasen sofort tausend Gedanken durch meinen Kopf. Der Wichtigste: ich habe null Ahnung von dieser Erkrankung! War im Studium kein Thema. Was macht Ebola? Wie wird es übertragen? Welche Symptome sind zu erwarten? Wie muss ich im Notfall behandeln? Das einzige was ich darüber (aus dem Fernsehen!) weiß ist, dass es fast immer tödlich endet... Schnell krame ich mit zittrigen Fingern mein Handy aus der Hosentasche. Google, bitte hilf mir!

Schnell überfliege ich die lange Abhandlung: Viruserkrankung, Übertragung auf den Menschen durch fast alles, also Anhusten oder -niesen, Anfassen oder Verschlucken. Tödlicher Verlauf in 25-90% der Fälle. Es gibt keine definitive Therapie, nur Linderung des Leids.

Nachdem ich das gelesen habe, schwitze ich trotz Autoklimaanlage auf höchster Stufe noch mehr.

Ebola ist eine durch das Ebolavirus hervorgerufene Erkrankung, die erstmals in der 1970er Jahren im Kongo in der Nähe des Flusses „Ebola" seuchenartig auftrat. Das Virus wird durch erkrankte Menschen und Tiere und durch mit dem Virus verunreinigte Gegenstände übertragen. Nach Viruskontakt bricht die Erkrankung nach etwa 14 Tagen aus. Die ersten Symptome sind grippeähnlich: Fieber, Kopfschmerzen, Mattigkeit. Hinzukommen dann Erbrechen und Durchfall. Im nächsten Stadium der Erkrankung leiden die Patienten unter hohem Fieber und diffusen Blutungen (Haut, Schleimhaut, Organe). Der Kreislauf versagt, der erkrankte Mensch stirbt.

Als wir nach 15 Minuten am genannten U-Bahnhof eintreffen, winkt uns ein junger Mann entgegen, der auf einer Bank vor dem U-Bahnhofseingang sitzt.

Olli und ich sind die Ersten am Einsatzort. So schnell es bei dieser Hitze möglich ist, packen wir die „Iso-Schutz-Päckchen" aus. Dann versuche ich in der prallen Sonne, mit klitschnass geschwitzten Händen, zuerst in die Schutzhandschuhe zu schlüpfen. Ein Alptraum. Da flutscht gar nichts. Mühselig muss ich die Latexdinger über jeden einzelnen Finger zwängen.

Dann den gelben Kittel an. Der Schweiß rinnt mir bereits jetzt über den Rücken bis zum Hintern. Nun noch die Schutzhaube und schlussendlich das Mundtuch. Ich habe das Gefühl gleich zu kollabieren... Als Olli und ich vollständig „verkleidet" sind, gehen wir zu Michael. Im selben Moment trifft auch der Rettungswagen ein.

„Guten Tag, hatten Sie uns gerufen?", frage ich den Mann aus einigen Metern Entfernung. Auf den üblichen Handschlag verzichte ich.

Michael nickt und schaut mich aus müden Augen an.

„Worum geht es denn? Was fehlt Ihnen?"

Mit schwacher Stimme antwortet er:

„Ich bin heute morgen aus dem Kongo zurückgekommen. Über Frankfurt und dann nach Stuttgart. Seit einigen Tagen gehts mir immer schlechter. Alles tut mir weh. Dazu das Fieber. Das habe ich seit zwei Tagen und ständig muß ich Blut husten. Ich wusste ja nicht, dass ich mitten im Ebolagebiet Urlaub gemacht habe!"

Hilfe, genauso habe ich es vor fünf Minuten bei Google gelesen, denke ich.

„Ok. Verstehe... Wir warten jetzt noch kurz, bis sich die beiden Kollegen vom Rettungswagen ebenfalls ihre Schutzkleidung angezogen haben, und dann gehen wir mit ihnen in den Rettungswagen."

Michael hört mir gar nicht zu. Er scheint nun völlig abwesend. Ist das schon das erste Zeichen des drohenden Kreislaufkollaps?

Ich drehe mich zu Olli um und flüstere:

„Pass auf jede deiner Handlungen auf! Komm dem Mann bloß nicht zu nahe! Und bitte ruf jetzt in der Uniklinik auf der Isolationsstation an. Sag ihnen, dass wir in etwa 25 Minuten bei ihnen sind!"

Zwei Minuten später bitte ich Michael, die zwei, drei Schritte allein bis zur Krankentrage zu gehen. Keine Frage, ich habe eine Höllenangst, dem jungen Mann zu nahe zu kommen und mich anzustecken.

Michael schleppt sich in Richtung Trage und lässt sich dann kraftlos darauf fallen. Die Sanis rollen ihn gleich in den Rettungswagen.

„Die Isolationsstation ist nicht zu erreichen. Die ganze Uniklinik nicht! Der Mann von der Leitstelle hat mir erzählt, dass es da seit heute Nacht ein fettes Problem mit der Telefonanlage gibt!"

„Egal, fahren wir halt hin, ohne uns anzumelden!"

Die Sanis vom Rettungswagen sind deutlich cooler als ich. Wie selbstverständlich beginnen die beiden mit Blutdruck- und Fiebermessen. Gottseidank sind diese Jungs dabei!

„Druck 130 zu 80. Puls 90.", sagt mir Augenblicke später der ältere der beiden.

„Temperatur im Ohr 37,0!", ergänzt sein Kollege.

„Danke. Dann müssen wir jetzt akut erstmal nichts machen. Fahren wir gleich los nach Tübingen!"

Auf der Fahrt über die Bundesstraße desinfiziere ich mir mehrmals die Hände bzw. die Gummihandschuhe. Es ist furchtbar. Ich weiß zu wenig, eigentlich gar nichts über diese Krankheit. Einzig, dass sie meist tödlich endet und es null Hilfe gibt. Der bloße Gedanke daran, mich anstecken zu können, bremst mich komplett aus.

Michael bekommt von meiner Hilflosigkeit nichts mit. Er dämmert vor sich hin. Hoffentlich hält sich sein Zustand bis in die Klinik und wird nicht schlimmer.

Nach 25 Minuten Blaulichtfahrt erreichen wir die Uniklinik. Bevor wir Michael mit der Trage aus dem Auto holen, legt ihm der junge Sani noch einen Mundschutz an. Hab ich vor lauter Panik gar nicht dran gedacht. Dann geht es über endlose Flure bis vor die verschlossene Tür der Iso-Station. Staunende Blicke anderer Menschen auf den Gängen begleiten unser vermummtes Kommando. Olli klingelt an der Tür. Einen Moment später meldet sich eine Frauenstimme an der Rufanlage:

„Hallo, hier spricht Schwester Gerda. Was wünschen Sie?"

„Hier ist der Rettungsdienst. Wir bringen jemanden vom Flughafen mit Verdacht auf Ebola. Konnten uns leider nicht voranmelden, da euer Telefon kaputt ist!"

„Kleinen Moment, ich komme und mache die Tür auf!"

Michael kriegt das alles nicht mit, liegt unverändert „halb komatös" auf der Trage.

Nach einiger Wartezeit öffnet uns eine Frau in einem gelben Ganzkörperschutzanzug die Sicherheitstür. Ich stelle mich kurz vor und will gerade berichten, was Michael uns am U-Bahnhof erzählt hat, da unterbricht mich die Dame mit Blick auf unsere Krankentrage:

„Ach nein! Nicht schon wieder!"

Wir schauen die Frau irritiert an. Haben wir was falsch gemacht, frage ich mich im Stillen.

Die Frau geht unerschrocken auf die Trage zu, rüttelt jetzt an Michael und sagt dann:

„Komm Freundchen, aufstehen! Genug geschlafen! Ab nach Hause! Jetzt haste es ja nicht mehr weit!"

Hä, bin ich im falschen Film? Schwester Gerda bemerkt meine Verwunderung.

„Einfache Lösung!", sagt sie. „Wenn er kein Geld für den Zug hat, macht er die ‚Kongo-Nummer' mit Fieber und Blut. Da fragt keiner lange nach. Und da untersucht auch keiner lange. Einfach ab in den Rettungswagen und dann nach Tübingen in die Klinik.

Von da hat er es dann nur noch fünf Minuten zu Fuß bis zu seiner Wohnung!"

Hastig schäle ich mich aus Kittel, Mundschutz und Handschuhen und freue mich, dass ich ohne Ebola weiterleben und schwitzen kann.

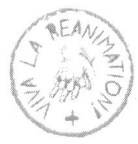

Falsche Freunde

Metal Festival 2007.

Seit 10 Uhr habe ich Dienst in der Sanitätsstation des DRK mitten auf dem riesigen Feierareal. 35.000 Gäste sind hier, in der Mehrzahl junge, vollbärtige Männer mit langen Haaren in dunklen Schottenröcken, Springerstiefeln und schwarzen T-Shirts mit den grellen Motiven ihrer Lieblingsbands.

Die vergangenen zwei Tage Black Metal, Dark Metal, Heavy Metal, Speed Metal und sonstwas für Metal haben deutliche Spuren in den Gesichtern und der körperlichen Verfassung der allermeisten Festivalbesucher hinterlassen.

Gegen 11:30 Uhr kommt der Einsatzleiter des DRK hastig auf mich zugelaufen.

"Doktor, fahr' rasch mit der Rettungswagenbesatzung zum Campingareal Nr. 7. Vor einem der Zelte liegen drei Jungs, die kaum noch ansprechbar sein sollen. Nähere Hintergründe kennen wir noch nicht."

Rasch gehe ich über den staubigen Platz in Richtung des Rettungswagens. Sebastian und Andi, die zwei Sanis vom RTW, erwarten mich schon. Zu dritt fahren wir als NAW über das riesige Festivalgelände, einem ehemaligen Flugplatz. Wir kommen nur mühsam voran, da jetzt unzählige Metal Fans auf den Beinen sind. Einige gehen zu den mobilen Duschen oder zu den vielen Cateringständen, andere haben sich bereits auf den Weg zur Hauptbühne gemacht, wo ab 13 Uhr ein Geheimtipp der Metal-Szene auf der Bühne stehen wird. Wir kommen, trotz Martinshorn, nur sehr schleppend voran. Das Gehör unserer menschlichen "Hindernisse" scheint den dauerhaften 110 Dezibel Tribut zu zollen.

Irgendwann sind wir dann aber doch im genannten Campingareal. Wie sollen wir hier bloß die drei Jungs finden? Tausende Zelte stehen bunt verteilt, dicht an dicht in mehreren Reihen rechts und links des Schotterweges. Wäscheleinen, die zwischen den Zellen gespannt sind, ächzen unter der Last von Schlafsäcken und nassen Klamotten, die zum Trocknen aufgehängt wurden. Diese Stoffmauer nimmt jede Chance auf einen Blick dahinter. Sebastian stoppt den Rettungswagen, lässt seine Fensterscheibe hinunter und spricht den nächstbesten Fußgänger an:

„Wir suchen hier drei Kranke. Hast Du irgendwas gehört oder gesehen?"

„Keine Ahnung Mann. Sind alle krank, die sich das hier ein Wochenende lang antun! Chillt mal euren Tag."

„Danke für Deine Hilfe!" antwortet Sebastian mit deutlich ironischem Unterton.

Nächster Versuch bei einer jungen Frau, die vor uns den Schotterweg überquert.

„Hast du was von drei kranken jungen Männern gehört?"

Sie schüttelt den Kopf und antwortet dann mit schwacher Stimme:

„Ich bin froh, dass ich selbst noch das Leben habe. Nach 48 Stunden Dauerfeuer bin ich heute selbst nicht mehr gut zurecht!"

Wir rollen langsam weiter über Areal Nr. 7 in der Hoffnung, dass uns schon irgendwann jemand zuwinken wird. Wir haben Glück. Kurz vorm Übergang in das Campingareal Nr. 8, winkt uns eine junge Frau im Toten-Hosen-T-Shirt zu. Nach einigen Metern hält Sebastian an und stellt den Rettungs- wagen ab. Sandra empfängt mich aufgeregt, als ich aus dem Auto aussteige.

„Bitte komm mit, meinem Bruder und zwei Freunden geht es nicht gut!"

Mit unserem Rettungsequipment folgen wir der jungen Frau durch das wuselige Campinggelände. Vorbei geht es an kleinen, bunten Iglu-Zelten, ein paar

Wohnmobilen, feiernden Männertruppen am Grill und mannshohen Paletten mit Dosenbier. Ich fliege fast samt Rettungsrucksack hin, als ich eine sehr dünne Zeltschnur übersehe. Jetzt erreichen wir die heimelige „Zeltburg" der kleinen Gruppe von Metal Fans aus Hannover.

„Was ist denn passiert? Und wem geht es nicht gut?"

Sandra deutet mit der Hand hinter eines der Zelte, wo ich erst jetzt drei junge Männer auf Isomatten liegen sehe. Anders als 99,9% der Festivalbesucher sehen diese Herren fast spießig aus in ihren kurzen Klein-gärtner-Stoffhosen, Sandalen und kurzärmeligen Ober-hemden. Mir kommen lustige Bilder von Maschinenbau-Studenten mit Aktenkoffern in den Kopf. Gemeinsam mit Sebastian und Andi gehe ich zu den Jungs. Aus blassgrünen Gesichtern schauen mich die drei schläfrig an.

„Hallo, was ist denn passiert?"

„Keine Ahnung. Wir sind gegen 10 Uhr aufgestanden und haben uns erstmal gewaschen und gemütlich den Grill angemacht. Dann gab's Bratwurst und für jeden eine Dose Bier. Alles ganz locker. Irgendwann setzte sich ein supernetter, flippiger Typ zu uns, der ganz in der Nähe sein Zelt hat. Er fragte, ob wir noch ein Dessert haben wollen. Er hätte von gestern Nach-mittag noch Kuchen übrig."

Der junge Mann hält jetzt inne.

„Was ist mit Dir?" frage ich.

Er muss plötzlich mehrmals würgen, kann seinen Brechreiz aber durch tiefes Einatmen unterbrechen.

„Geht's?"

Der Mann nickt.

„Und dann?", frage ich nach.

Mit kaltem Schweiß auf der Stirn spricht Thomas weiter:

„Nix Besonderes. Wir haben dann zusammen den Kuchen gegessen. Jeder ein kleines Stück. Etwa zwanzig Minuten später wurde uns allen ganz komisch. Irgendwie total schlecht, Schweißausbruch und Herzrasen. Das hatte ich noch nie!"

„Wir untersuchen euch jetzt und sehen dann weiter."

Zu Sebastian und Andi sage ich dann:

"Macht bitte erst mal bei allen die Kreislaufwerte. Ich schaue mal nach der Neurologie."

Die drei jungen Männer sind sehr blass, tatsächlich fast grün im Gesicht. Außerdem fallen mir schon beim ersten Blick ihre roten Augen auf. Die Pupillen reagieren nur zögerlich auf das Licht meiner Taschen-lampe. Der weitere neurologische Check hilft mir bei der Diagnosefindung nicht. Die Jungs können alle Tests problemlos korrekt absolvieren, wenn auch nur langsam.

Sebastian und Andi haben nun auch die Messungen fertig: der Blutdruck ist bei allen um 100 zu 60, die Sauerstoffsättigung durchgehend über 96 %. Das EKG zeigt bei den drei Männern das gleiche Bild: der Puls rast, 130 bis 150 Schlägen pro Minute, die Herzstromkurven sind aber ansonsten unauffällig.

Hmm, was haben die Jungs? Was haben wir bislang Auffälliges gefunden?

Unsere Patienten sind im Moment sicher nicht lebensbedrohlich in Gefahr. Der Puls ist bei allen zu schnell. Aber sonst sind die Kreislaufwerte in Ordnung. Einzig die roten Augen, die Kaltschweißigkeit und die Verlangsamung fallen auf. Und das alles nach Bratwurst, Dosenbier und Kuchen...

Zu einer Alkohol- oder Lebensmittelvergiftung passt zwar die Übelkeit und der kalte Schweiß auf der Stirn, die roten Augen jedoch nicht. Sind vielleicht Drogen im Spiel? Cannabis macht langsam und Bindehautrötungen.

„Habt Ihr zu Bier und Bratwurst auch gekifft?"

Die drei Männer schütteln mit dem Kopf. Thomas ergänzt:

„Noch nie!"

„Ist noch was von dem Kuchen da?" frage ich weiter.

„Steht eventuell noch auf unserem Campingtisch."

„Sebastian, guckst du mal?"

Der Sani nickt und ist kurze Zeit später mit einem Pappteller und dem Rest eines Schoko-Vollkornkuchens zurück. Als Sebastian mir die Krümelreste gibt, halte ich meine Nase über den Teller und hole tief durch die Nase Luft. Was ich jetzt rieche, erinnert mich stark an meine Studentenzeit. Dieser einzigartige, würzig süßliche Geruch...

„Jetzt wird ein Schuh draus!", sage ich grinsend zu Sebastian und Andi.

„Kannst Du die Polizei verständigen?", bitte ich Sebastian. Und dann weiter zu unseren Patienten:

"Wir bringen Euch jetzt in unsere Sanitätsstation, wo Ihr eine Zeit lang überwacht werden müsst."

Die drei Männer sind einverstanden.

Eine halbe Stunde später liegen die drei im Schatten des Sanitätszeltes und Kochsalzlösung tropft in ihre Adern. Die Überwachungsmonitore piepsen leise gleichmäßig vor sich hin.

Am Abend können wir die Männer aus der Überwachung entlassen. Vor der Haupttribüne bekommen sie dann ihre wohlverdienten 110 Dezibel von Rammstein auf die Ohren...

Nachtrag:

kurze Zeit nachdem Sebastian die Polizei angefordert hatte, trafen zwei Beamte bei uns in der Sanitätsstation ein. Ich berichtete den Beamten von meinem

Verdacht auf Cannabisvergiftung und dem „flippigen" Gast.

Etwa eine Stunde später kamen die Polizeibeamten erneut zu uns. Sie erzählten, dass sie die Kuchenreste zur rechtsmedizinischen Untersuchung noch beschlagnahmen konnten und die Personalien des „freundlichen" Kuchenspenders festgestellt hätten. Der Frühstücksgast bestätigte meinen Verdacht, Hanfblüten-Öl in den Kuchenteig gegeben zu haben. Er wollte sich einen Spaß mit den „Maschinenbauern" machen. Das brachte ihm jedoch eine Anzeige wegen vorsätzlicher Körperverletzung in drei Fällen ein.

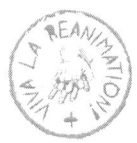

Bubuschka

Babuschka (russisch Бáбушка) ist die russische Verkleinerungsform des Wortes Baba (russ. Бaбa), das wörtlich übersetzt „Frau" oder „Weib" bedeutet. Im Russischen bedeutet Babuschka so viel wie „Großmutter" und „Oma". (Quelle: Wikipedia)

Frühling 2015 – 19.15 Uhr.

Gerade hat die Besatzung der Nachtschicht den Frühdienst abgelöst. Die Jungs sind wohl unten in der Fahrzeughalle und überprüfen die Rettungsautos. Ich sitze zur gleichen Zeit alleine in der Küche und schnippele Obstsalat. Magerquark mit Früchten gibt es heute Abend. In zwei Monaten geht es in den Urlaub. Und auch bezüglich meiner Badehosenfigur gilt die alte Weisheit: die Hoffnung stirbt zuletzt…

Gerade als meine Finger vom Kiwi-Schneiden komplett glitschig sind, da piept es in meiner Hosentasche. Schnell an's Waschbecken, kurz die Hände abspülen und anschließend abtrocknen, dann kann ich einen Blick auf meinen Alarmmelder werfen.

„Bewusstlose Person, weiblich, 83"

Ich laufe in die Halle zum Notarztwagen. Andi sitzt schon im BMW und tippt die gemeldete Adresse in das Navi.

„Wo ist unser Rettungswagen? So langsam war ich doch gar nicht?", frage ich den Sani.

„Die haben vor zwei, drei Minuten einen anderen Einsatz bekommen. Ich bin sehr gespannt welchen Rettungswagen uns die Leitstelle schickt!"

Blaulicht an, los geht es.

„65-88-1 von Leitstelle!", werden wir kurz nach Verlassen der Rettungswache über Funk gerufen.

„Hier 65-88-1", antwortet Andi.

„Dazu kommt der RTW 47-83-1. Ist zur Zeit kein anderer frei."

„Verstanden!", antwortet der Sani und hängt den Hörer des Funkgerätes zurück in dessen Halterung.

„Na super! Dann müssen wir mindestens 20 Minuten erstmal allein klarkommen!", kommentiere ich die Nachricht.

Sechs Minuten später erreichen wir die Reihenhaussiedlung „An der Kuppe". Auf der schmalen Straße steht ein Jugendlicher und winkt uns zu, als er das Blaulicht sieht. Andi parkt unser Auto mangels freier Parkplätze mitten auf der Straße. Wir steigen flott aus und nehmen unser Notfallequipment aus der Heckklappe.

„Bitte kommen Sie. Meine Oma ist zusammen-gebrochen!", berichtet der Jugendliche.

Er geht uns voraus, einen kleinen Stichweg entlang der Reihenhäuser. Dann folgen wir ihm durch den gepflegten Vorgarten von Haus Nummer 8. Über der Eingangstür tanzt ein silberfarbener Luftballon mit einer roten „16" darauf. Durch den aufgeräumten Flur erreichen wir rasch das Wohnzimmer. Hier drin ist es affenheiß.

„Kein Wunder", denke ich, „unzählige Menschen und überall brennende Kerzen!"

In dem Raum sind sicher 14-16 Personen. Aber nicht nur die machen es eng. In der Mitte des Raumes steht eine Festtafel, die unter Speisen und Getränken einzustürzen droht. Sie allein nimmt den halben Raum ein. Ich kann zunächst keine Oma entdecken, jedenfalls keine ohnmächtige. Einige ältere Frauen mit bunten Kopftüchern sitzen an der Tafel und unterhalten sich leise. Allesamt auf den ersten Blick mopsfidel.

„Guten Tag, wem geht es denn nicht gut?", frage ich in die Runde.

„Schauen Sie bitte links hinter der Vitrine. Auf dem Sofa liegt Oma Anjuscha!", antwortet mir ein Mittdreißiger im Hemd mit Krawatte.

Mühsam schaffen Andi und ich den Weg vorbei an der gedeckten Tafel, ohne gleich den ganzen Tisch mit

159

unseren Rucksäcken versehentlich abzuräumen. Oma Anjuscha ist umringt von Frauen unterschiedlichen Alters. Eine hält die Hand der Seniorin, eine andere tupft ihr gerade die Stirn mit einem Waschlappen ab.

„Was ist denn passiert?" frage ich.

„Nu, Babuschka war pletzlich komisch in Kopp. Dann macht sie Augen zu!", antwortet mir die ältere Frau mit dem Waschlappen in reinstem Spätaussiedler-Deutsch.

Die Babuschka schaut mich aus ihrem faltigen Gesicht mit großen, freundlichen Augen an. Ich stelle mich kurz vor und frage dann:

„Wie geht es Ihnen?"

Mit leiser Stimme antwortet sie:

„Doktor, gut. Bisschen miede!"

Ich taste unter einer dicken Strickjacke nach ihrem Puls. Mein Zeigefinger fühlt ein ganz gleichmäßiges und ruhiges Klopfen.

„Wir schreiben jetzt ein EKG, messen Ihren Blutdruck und legen dann einen Tropf, wenn Sie einverstanden sind!"

Die Babuschka schaut mich fragend an. Die Frau mit dem Waschlappen hilft bei unserer Verständigung mit einigen russischen Worten aus. Die Oma nickt. Andi und ich wollen jetzt gleich mit dem Verkabeln beginnen. Das ist aber zunächst unmöglich. Oma

Anjuscha hatte wohl heute, trotzt längst vergangenem Frühlingsbeginn, mit einem plötzlichen sibirischen Kälteeinbruch gerechnet. Erst nach Entkleiden von Strickjacke, Strickpullover, langärmligem Woll- und kurzärmeligem Angora-Unterhemd erreichen wir Babuschkas nackte Haut. Unsere Elektroden kleben aber nicht. Andi trocknet die komplett verschwitzte Frau zunächst mit einem Küchentuch ab.

Ich erkundige mich zwischendurch detailliert nach dem Geschehenen, nach Vorerkrankungen, Allergien, Operationen und regelmäßigen Medikamenten.

„Doktor, kein Prablem, unsere Babuschka immer prima gesund!", kommt prompt die einhellige Antwort der umstehenden Frauen.

Und in der Tat zeigt uns der Überwachungsmonitor nach einiger Zeit nur Normalwerte. Blutdruck und Puls sind wie bei einem jungen Mädchen. Auch das EKG wie aus dem Lehrbuch, Stichwort „reguläres Kurven- und Zackenbild". Insgesamt macht die Seniorin jetzt, nachdem wir sie aus ihrer „Sauna aus Wolle" befreit haben, schon einen viel besseren Eindruck. Sie lächelt mich an.

„Ich glaube, Ihre Oma hatte ‚nur' einen Hitzekollaps. So viele Kleider, so viele Menschen, so viele Kerzen. Wir nehmen sie aber trotzdem mit in die Klinik!", sage ich in die Damenrunde.

Während wir jetzt noch immer auf den Rettungswagen warten, sehe ich mich im Zimmer um. Mannometer, was da alles auf dem Tisch steht. Verschiedene Kuchen, reichlich Salate und Mehlspeisen, eingelegtes Gemüse, Chips und Schokolade. Dieser Tisch muss richtig stabil sein.

„Was feiern Sie denn heute?", frage ich in Richtung der Männerrunde an der Tafel.

„Unser Sohn Sergej hat heute Geburtstag. Sechzehn Jahre!", antwortet ein Mann im Anzug stolz.

„Ihre Familie kann aber anständig feiern! So viel zu essen!"

„Ja, das ist bei uns immer so. Familie ist das Wichtigste! Jeder bringt was mit und alle werden satt!", antwortet er.

„Was mich wundert: hier steht fast nur Essen auf dem Tisch, etwas Wasser und Saft. Ich finde, hier fehlen Wodkaflaschen. Ist das nicht heilige Tradition von ‚Mütterchen Russland'?"

Jetzt muss der Mann grinsen und antwortet mir in gestochen scharfem Hochdeutsch:

„Ach wissen Sie, wir sind hier in Deutschland schon sehr gut integriert!"

Ich schaue ihn fragend an. Mit verschmitztem Lächeln greift er nun unter den Tisch und holt eine Flasche hervor.

„Wir trinken keinen Wodka mehr. Wir trinken nur noch Whiskey. Aber das darf unsere liebe Babuschka nicht wissen!"

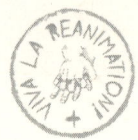

Husten für Profis

Neujahr 2011. Früher Nachmittag.

Die Silvesternacht steckt vielen auf der Rettungswache noch in den Knochen und manchem zusätzlich
schwer im Kopf. Auch mir. Blöd. Ich war bis 3 Uhr auf
einer Feier und um 6 Uhr rief mich mein Wecker zum
Dienst.

„Nächstes Jahr gucke ich ´Dinner for One´ und gehe
danach ins Bett. Ich schwöre!". Mein Vorsatz fürs
kommende Silvester steht schon heute felsenfest.

Wir liegen verteilt auf den Sofas vorm Fernseher und
schauen das Neujahrs-Skispringen. In der Mitte des
zweiten Durchgangs werde ich aus meinem Phlegma
gerissen. Es piept.

„Bewusstseinsgestörte Person, 56, männlich"

Ich stehe auf und gehe ich zum signalroten VW-Bus.
Tobi überholt mich in der Umkleide beim Stiefel-
anziehen, setzt sich dann rasch ans Steuer und meldet
über Funk die Übernahme des Einsatzes.

Wir müssen in einen kleinen Ort, der etwa 15 Kilometer westlich vor den Toren Stuttgarts liegt. Wir kommen mit unserem Blaulicht problemlos voran. Offenbar lecken die meisten Einwohner der Landeshauptstadt ihre Silvesterwunden vor dem Fernsehapparat.

Gegen 15.30 Uhr erreichen wir das an der Hauptstraße des Örtchens gelegene Einfamilienhaus. Auf mein Klingeln hin wird uns geöffnet.

„Frohes Neues!", sage ich zur Begrüßung und dann weiter: „Wem geht es denn nicht gut?"

„Mein Mann ist krank. Seit gestern hat er Husten.", antwortet mir die etwa 40-jährige Frau und geht uns im Treppenhaus voraus.

„Sie rufen den Notarzt wegen Husten?", frage ich mit beinahe säuerlichem Unterton, mindestens aber sehr erstaunt, zurück.

„Ja, aber ein ganz schlimmer Husten. Bei jeder Attacke wird mein Mann für wenige Sekunden bewusstlos. Seit heute morgen bestimmt schon zehnmal!"

„Ja, nee, ist klar! Kurz husten und zack zehnmal ohnmächtig. Ist ja das Normalste der Welt!" denke ich. Bevor ich das aber ausspreche, frage ich skeptisch:

„Wie? Bewusstlos? Sie meinen *richtig* ohnmächtig?"

Ich bin mir sicher, dass die Frau mich veräppeln will.

„Ja, genau so, wie ich Ihnen gesagt habe!", antwortet die Frau jetzt energisch.

So etwas habe ich noch nie gehört und denke eher an „körperliche Schwäche" nach komplett exzessiver Silvesterparty.

Wir erreichen das Wohnzimmer, wo Herr Kolbe unter einer Decke auf dem Sofa vor dem Fernseher liegt. Der ganze Raum riecht penetrant nach „24-Stunden-Silvestermarathon": kalter Zigarettenrauch und süßlicher Alkoholmuff. Dazu auf dem Wohnzimmer-tisch eine Schale mit „Nudelsalat von gestern" und labberige Chips. Mich gruselt es.

„Hallo Herr Kolbe, ich bin der Notarzt. Ihre Frau hat mir gerade schon berichtet. Wie geht es Ihnen denn jetzt?"

„Ach, eigentlich gut! Ein bisschen erkältet seit zwei Tagen. Und noch kaputt von der Feier letzte Nacht!", berichtet er mit einem Schmunzeln.

„Erinnern Sie sich daran, dass sie ohnmächtig geworden sind?"

„Nein. Hat meine Frau mir auch erzählt. Ich kann das nicht glauben."

„Tut Ihnen irgendetwas weh? Kopfschmerzen? Nackenschmerzen? Oder sonst was?"

„Nein. Mir tut nichts weh. Höchstens mein Hals. Ein bisschen rau von der Erkältung."

„Haben Sie Allergien? Ernste Vorerkrankungen?"

„Nein."

„Nehmen Sie regelmäßig Medikamente ein?"

„Das schon! Ich habe chronisches Asthma. Dafür habe ich vom Hausarzt ein Spray bekommen.", antwortet er und zeigt auf die Packung „Salbutamol-Spray", die auf dem Fernseher liegt.

„Sonst nichts?"

„Nein."

„Ok. Wir werden Sie jetzt erstmal verkabeln, ein EKG schreiben und den Blutdruck messen. Dann sehen wir weiter."

Die Sanis sind schnell am Werk, wollen sicher, genau wie ich, wieder rasch zurück aufs Sofa. Nach ein paar Minuten haben wir die Ergebnisse: Blutdruck normal, Puls und EKG in Ordnung, keine Nackensteifigkeit, gleich weite Pupillen und auch der Blutzucker im Normbereich. Lediglich die Sauerstoffsättigung des Blutes ist mit 93 % etwas zu niedrig. In Anbetracht des berichteten Asthma aber in Ordnung. Alles in allem ist Herr Kolbe, bis auf sein Asthma und die momentane Erkältung, offenbar kerngesund.

Genauso, wie ich es mir schon an der Haustür gedacht habe. Husten und Ohnmacht, was für ein Quatsch!

„Ihre Werte sind alle prima. Überhaupt kein Grund zur Sorge. Wir entkabeln Sie jetzt wieder und dann können Sie sich weiter ausruhen."

„Das ist schön. Ruhe kann ich nach dieser Nacht gut vertragen!", antwortet Herr Kolbe grinsend.

Heiko beginnt umgehend, die EKG-Kabel von der Brust unseres Patienten zu entfernen. In dieser Sekunde überkommt Herrn Kolbe ein heftiger Hustenanfall. Und tatsächlich: er verdreht die Augen und sackt ohnmächtig in sich zusammen.

Heiko, der unmittelbar neben dem Patienten kniet, reagiert blitzschnell, rüttelt kräftig an Herrn Kolbe und sagt laut:

„Hallo Herr Kolbe! Wach werden!"

Aber Herr Kolbe wird nicht wach. Blöderweise sind die EKG-Kabel schon ab, so dass ich auf dem Monitor nur die gerade Test-Linie sehe. Leidet der Patient doch unter einer immer wieder eintretenden, jeweils nur kurzzeitigen Herzrhythmusstörung, die ihn ohnmächtig werden lässt?

Heiko denkt offenbar das gleiche und haut Herrn Kolbe nur einen kurzen Augenblick nach seiner Rüttelattacke mit voller Kraft mit der Faust auf dessen Brustkorb!

Und wirklich: der Patient öffnet unmittelbar wieder die Augen. Er ist erst noch etwas schläfrig, innerhalb weniger Momente ist er aber wieder völlig klar und unterhält sich mit uns.

„Herr Kolbe, wir müssen Sie doch ins Krankenhaus mitnehmen. Irgendwas stimmt nicht mit Ihnen. Sie waren eben tatsächlich nach dem Hustenanfall kurz bewusstlos. Ich weiss aber nicht woran das lag. Das muss dringend abgeklärt werden."

„Jetzt machen Sie mir aber Angst!", antwortet er kleinlaut.

„Wir werden Sie erneut an unseren Überwachungsmonitor anschließen und einen Tropf legen. Alles zu Ihrer Sicherheit! Meinen Sie, dass Sie bis zum Rettungswagen laufen können?"

„Müsste klappen. Ich fühle mich jetzt so, als wäre nichts gewesen."

Wir packen unser Material schnell zusammen und gehen dann mit dem Patienten zum Auto.

Auf dem Weg zum Auto flüstert mir Heiko „Hoffentlich muss er nicht gleich wieder husten" zu.

Ich nicke, denn gedacht habe ich exakt dasselbe.

Mit Blaulicht und Martinshorn erreichen wir gegen 16.30 Uhr die Klinik, ohne dass Herr Kolbe nochmal husten musste. Gottseidank!

Nachtrag:

Was verbarg sich hinter der mir bis dato unbekannten Kombination aus Hustenanfällen und Bewusstlosigkeit? War es bloßer Zufall? Tatsächlich kurzzeitige Herzrhythmusstörungen, die mittels des sog. „präkordialem Faustschlag" limitiert werden können?

Nein! Ganz falsch. Die Erklärung bekam ich zwei Tage später vom Oberarzt der Kardiologie, der Herrn Kolbe im Weiteren betreut hatte. Die Untersuchungen des Herzrhythmus von Herrn Kolbe zeigten sämtlich unauffällige Befunde. Unser Patient litt stattdessen an sogenannten „Hustensynkopen".

Hustensynkopen sind eine seltene Erkrankung, bei der es i. R. von schweren Hustenanfällen zu einem kurzzeitigen Verkrampfen des Zwerchfellmuskels kommt. Durch diesen Atemmuskel, der den Brustkorb vom Bauchraum trennt, verlaufen verschiedene, sehr wichtige anatomische Strukturen: die Speiseröhre, die Hauptschlagader und die untere Hohlvene. Diese Vene transportiert das gesamte Blut der unteren Körperhälfte zurück zum Herz. Kommt es, wie bei Herrn Kolbe, zu einem Krampf des Zwerchfells, so wird diese Vene zusammengepresst, und das Blut kann für kurze Zeit nicht in das Herz gelangen. Der „Motor" läuft sozusagen kurzfristig leer, mit der Folge, dass das Gehirn für einen Moment nicht ausreichend mit Sauerstoff versorgt werden kann. Ohnmacht ist die Folge.

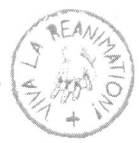

In der Uni nicht aufgepasst

„Luftnot, 72, weiblich" steht auf meinem Alarmmelder, der mich um kurz vor eins in der Nacht mit schrillem Piepen weckt.

Ich ziehe mich schnell an, gehe in die Fahrzeughalle der Berufsfeuerwehr, setze mich in den signalroten VW-Bus und warte auf meinen Fahrer.

Und warte und warte und warte...

Mike kommt nicht. Nach zwei Minuten steige ich wieder aus dem Auto aus und laufe zurück in die Unterkunft. Bei Mikes Zimmer angekommen, klopfe ich erst vorsichtig, dann immer kräftiger an seine Tür. Irgendwann ein verschlafenes:

„Was ist los?"

„Wir haben einen Einsatz!", antworte ich.

„Bei mir hat nichts gepiept. Ich komme!"

Eine Minute später öffnet sich das Tor der Fahrzeughalle, und raus geht es in die kalte Winternacht. Als wir in der Wagnerstrasse 4 ankommen, steht der Rettungswagen längst geparkt vor dem

Mehrfamilienhaus. In einem der oberen Stockwerke brennt Licht. Flink nehme ich die Medikamententasche aus dem Auto, ein paar Schritte bis zur Haustür und dann hoch zu Ulla in die dritte Etage.

Die Rentnerin sitzt nach Luft ringend mit blauen Lippen auf dem Sofa ihrer kleinen Wohnung. Neben ihr steht eine junge Frau.

„Guten Abend!", sage ich in die Runde und stelle mich kurz vor.

„Frau Schmidt kriegt seit einer guten Stunde schlecht Luft!", berichtet Thomas, einer der beiden Sanis vom Rettungswagen.

„Meine Oma hatte das vor einem Jahr schon mal. Aber nicht so schlimm, wie jetzt!", ergänzt die junge Frau.

Ich schaue auf den piependen Überwachungsmonitor. Die Sauerstoffsättigung im Blut beträgt nur 84 Prozent. Viel zu wenig, da würde ich auch japsen und nach Luft ringen.

„Macht schnell die Sauerstoffmaske fertig. 15 Liter pro Minute. Ich höre in der Zwischenzeit auf den Brustkorb!", sage ich in Richtung der Sanis.

Und dann weiter zur Rentnerin: „Darf ich den Pullover hochschieben? Ich möchte auf Ihre Lunge hören."

Die alte Dame nickt kaum merklich und japst weiter. Als ich mein Stethoskop hinten auf ihre Rippen halte, höre ich sofort ein lautes Pfeifen und eine Art Quietschen. Sonst höre ich nichts.

„Hört sich nach Asthma an. Oder COPD. Macht bitte zur Sauerstoffmaske noch den Vernebler mit Ipratropium und Salbumatol fertig! Und 150 Milligramm Prednisolon, Und wie immer die komplette Verkabelung."

Asthma und COPD (chronic obstructive pulmonary disease = chronisch einengende Lungenerkrankung) sind beides Erkrankungen der Lunge, die mit Luftnot einhergehen. Während Asthma häufig eine allergische Grundlage hat, gilt bei der COPD v.a. Tabakrauch als Auslöser (sog. Raucherlunge). Im Notfall ist die Therapie beider Erkrankungen gleich: kortisonhaltige Präparate (z.B. Prednisolon), um dem Entzündungsprozess entgegen zu wirken und bronchienerweiternde Substanzen (Ipratropium und Salbutamol).

„Ist bei Ihnen Asthma oder COPD bekannt?", frage ich die alte Dame.

„Hier ist ein Brief des letzten Krankenhausaufenthaltes meiner Oma.", antwortet die junge Frau und reicht mir einen Arztbrief.

Unser Monitor schlägt erneut Alarm. Sauerstoffsättigung unverändert nur 84 Prozent. Dazu ein rasender Puls von 133 pro Minute. Jetzt ist endlich die

Sauerstoffmaske mit den genannten Medikamenten fertig. Vorsichtig setze ich sie der Patientin auf ihr Gesicht. Die Rentnerin kann die Maske kaum ertragen, hat das Gefühl darunter zu ersticken.

„Bitte atmen Sie ganz ruhig tief ein und aus. Die Medikamente werden Ihnen schnell helfen!", versuche ich die Frau zu beruhigen. Vergeblich.

„Legt jetzt bitte einen Tropf und dann zackig das Prednisolon rein!", sage ich zu den Sanis.

Kurze Zeit später steigt der Sauerstoffgehalt im Blut unserer Patientin etwas an. 86 Prozent, 87 Prozent. Dabei bleibt es.

Während die Sanis nun den Blutdruck messen und das EKG ableiten, überfliege ich den Krankenhaus-brief. Der hilft mir leider überhaupt nicht weiter: „Oberschenkelhalsbruch rechts, Teil-Hüftprothese, der postoperative Verlauf ohne Komplikationen, Entlassung mit reizlosen Wundverhältnissen...". Fertig. Mehr steht nicht drin. Nicht mal die Medikamente am Tage der Entlassung. Musste wohl schnell gehen...

„Kann ich den Medikamentenplan Ihrer Großmutter sehen? In diesem Brief steht nichts von Tabletten!", sage ich zur Enkelin.

„Moment, ich hole ihn gleich aus der Küche!"

Die automatische Blutdruckmessung ist fertig. 180 zu 100, was deutlich zu hoch ist, aber zu den Tabletten passt, die Ulla einnimmt, wie aus ihrem Medikamentenplan zu entnehmen ist, den mir die Enkelin gerade gegeben hat. Blutdrucksenker, Cholesterinsenker und eine Wassertablette. Medikamente gegen Asthma oder COPD werden nicht genannt.

„Dann ist es jetzt eben der erste Anfall einer COPD. Irgendwann ist immer das erste Mal.", denke ich im Stillen. Der Befund beim Abhören mit Giemen und Pfeifen war so typisch und eindeutig. Geradezu lehrbuchmäßig. Ich kann hier nicht daneben liegen!

Der Monitor blinkt und piept erneut. Puls und Blutdruck zu hoch, Sauerstoffgehalt im Blut zu niedrig. Immer noch unter 90 Prozent. Trotz der jetzt 15 Liter reinen Sauerstoffs über die Maske. Die alte Dame ringt nach Luft. Ihre Lippen sind so blau wie zuvor.

„Ich spritze Ihnen jetzt noch zusätzlich Kortison. Das wird Ihrer Lunge zusätzlich helfen. Dazu ein Mittel gegen den hohen Blutdruck."

„Urapidil?", fragt mich Thomas.

„Ja."

Als ich kurze Zeit 10 Milligramm des Blutdrucksenkers gespritzt habe, entspannt sich die Situation zunächst etwas. Der Blutdruck fällt auf 160 zu 90, und die alte Dame wirkt weniger panisch. Die Sauerstoffkonzentration in ihrem Blut beträgt jetzt 90 Prozent. Das ist nicht super, aber auch nicht so schlecht. Die Kombination der verabreichten Medikamente deutet langsam Erfolg an.

„Machen wir uns bereit für den Transport in die Klinik!", sage ich nun zu den Sanis.

„In die Uniklinik?", fragt Jens, der RTW-Fahrer.

„Nein. Das Elisabethhospital reicht.", antworte ich.

„Ok. Ich gehe dann jetzt zum Auto und hole den Tragestuhl!"

Kaum hat Jens die Wohnung verlassen, sackt Ulla kurz nach hinten, um Augenblicke später wieder wach zu sein. Was war das?

„Können Sie mich hören? Ist alles soweit in Ordnung?"

Ulla nickt teilnahmslos.

„Ich möchte kurz Ihre Augen untersuchen!"

Ich nehme schnell meine Taschenlampe aus der Jackentasche.

„Bitte machen Sie beide Augen weit auf und schauen auf meine Nase!"

Oh! Ullas linke Pupille ist normal, wohingegen die rechte riesig weit ist. Hier sehe ich fast nur schwarz. Und das in dieser Sekunde eigentlich im doppelten Sinn...

„Thomas, ruf in der Uniklinik an. Wir fahren doch dort hin. Verdacht auf Hirnblutung!"

Ungleich weite Pupillen können Ausdruck einer Blutung im Innern des Kopfes sein. Wenn es durch eine Blutung zu einer Drucksteigerung in der Schädelhöhle kommt, kann damit auch der Druck auf jene Nerven steigen, die die Pupillenweite regulieren. Sie können dann nicht mehr angemessen auf Lichteinfall in das geöffnete Auge reagieren (was die Pupillen normalerweise verengt). Das Resultat ist eine weite Pupille.

Als Jens zurück ist, setzen wir die Seniorin gemeinsam auf den Tragestuhl. Ich verabschiede mich von Ullas Enkelin, und dann geht es flott mit unserer gesamten Ausrüstung zum Fahrstuhl. Der ist winzig klein. Gerade mal Platz für vier stehende Personen, Maximallast 300 Kilogramm. Inklusive Tragestuhl, EKG und Beatmungsgerät bleibt nur Raum für einen Sanitäter und mich. Thomas und Jens müssen mit unserem Rucksack zu Fuß gehen. Ich drücke auf den Knopf Richtung Erdgeschoß, Sekunden später schließt sich hinter uns die Fahrstuhltür. Klack.

Genau in diesem Augenblick fällt Ullas Kopf vornüber. Ich rüttele an ihr.

„Hallo! Augen auf!"

Sie reagiert nicht. Der Monitor piept ohne Unterlass. Ullas Sauerstoffkonzentration ist im freien Fall. 84 Prozent. Kalter Schweiß tritt ihr auf die Stirn. Die alte Dame atmet viel zu wenig, Schnappatmung. Das passt zu einer Hirnblutung, wenn das Atemzentrum ebenfalls unter Druck gerät. Schnell greife ich ihr unter das Kinn und überstrecke ihren Kopf, so dass sie überhaupt noch atmen kann. Der Beatmungsbeutel ist im Rucksack, auf Thomas Rücken, irgendwo im Treppenhaus... Nach scheinbar endlosen Sekunden geht die Fahrstuhltür im Erdgeschoss auf.

„Schnell den Beatmungsbeutel. Und einer geht schon ins Auto die Intubation vorbereiten.", rufe ich Jens und Thomas zu, die an der Trage vorm Haus auf uns warten.

Hastig reißt Thomas den Rucksack auf und gibt mir den Beatmungsbeutel samt Maske. Mühselig versuche ich bei der auf unserem Stuhl „hängenden" Patientin etwas Luft durch Mund und Nase zu pressen.

„Schnell, auf die Trage!"

Gemeinsam gelingt es uns, die bewusstlose Seniorin in Windeseile auf die Trage zu legen. Das Beatmen geht nun deutlich besser. Eine Minute später liegt Ulla im Rettungswagen. Jens hat in der Zwischenzeit schon alle Materialien für die Intubation bereitgelegt. Jetzt zieht er gerade ein Medikament auf, was alle Muskeln erschlaffen lässt und damit die Intubation erleichtert.

Nachdem Jens das Muskelrelaxans gespritzt hat, warte ich eine halbe Minute - ununterbrochen mit dem Beutel weiter beatmend. Nun schnell den Tubus in die rechte Hand und das Laryngoskop in die linke.

Endlich steckt der Schlauch in Ullas Luftröhre, und die Maschine übernimmt meine Arbeit.

Mit Martinshorn und Blaulicht machen wir uns auf den Weg in die Unistadt. 20 Kilometer Fahrt liegen vor uns. Hoffentlich nimmt das hier noch ein gutes Ende!

Ich schaue auf den Monitor. Der Puls ist immer noch viel zu schnell. 137 Schläge pro Minute. Das EKG ist ansonsten für meine Chirurgenaugen unauffällig. Die Sauerstoffsättigung beträgt aktuell 90 Prozent, und der Blutdruck ist mit 140 zu 80 fast normal. Meine Hoffnung wächst.

Nach etwa 10 Kilometern Fahrt, wir sind gerade auf der Autobahn, piept der Überwachungsmonitor erneut. Der Blutdruck ist plötzlich dramatisch abgefallen: 70 zu 40. Mist.

„Zieh bitte schnell eine Ampulle Akrinor auf!", sage ich zu Thomas, der mir gegenübersitzt.

„Mannometer, die Dame lässt aber auch gar nichts aus! Druck zu hoch, Druck zu niedrig. Was kommt noch?", antwortet er mir und holt dann das blutdrucksteigernde Medikament aus dem Rucksack.

Nachdem er mir die Spritze gegeben hat, verabreiche ich gleich die ganze Dosis. Kurz warten, dann nochmal den Blutdruck messen. Als wir gerade auf das Gelände der Uniklinik einbiegen, ist die automatische Messung fertig. 90 zu 40. Immer noch zu niedrig.

Mit fliegenden Fahnen laden wir Ulla, samt Beatmungsgerät und Überwachungsmonitor aus dem Auto und hasten zur Intensivstation, wo wir bereits erwartet werden. Ich mache eine schnelle Übergabe, berichte von der Alarmierung wegen Atemnot, den für mich typischen Anzeichen einer einengenden Lungenerkrankung und der entsprechenden bronchienerweiternden Therapie. Weiter vom Kollaps auf dem Sofa und danach im Fahrstuhl, der erweiterten Pupille und dem Blutdruckabfall während des Transports. Ulla wird schnell an die Geräte der Uniklinik angeschlossen. Die Kreislaufwerte bei der Übergabe sind unverändert: Blutdruck 90 zu 40, Puls um 130 und die Sauerstoffsättigung 90 Prozent. Die rechte Pupille ist deutlicher größer als die linke. Jetzt wird die alte Dame gleich zur Computertomografie des Kopfes gefahren. Und wir sind fertig. Fix und fertig...

Nachtrag:

Am nächsten Morgen habe ich in der Uniklinik angerufen, um mich nach Ullas Zustand zu erkundigen. Die CT-Untersuchung des Kopfes war komplett unauffällig! Sie hatte keine Blutung. Die Kollegen fanden jedoch eine massiv überwässerte Lunge (sog. Lungenödem), im Rahmen einer akuten Linksherzschwäche.

Die linken Anteile des Herzens (Herzkammer und -vorhof) pumpen das mit Sauerstoff in der Lunge

angereicherte Blut vom Lungen- in den Körperkreislauf.
Kommt es nun zu einer plötzlichen Schwäche im „linken
Herz" (z.B. durch Veränderungen an den Herzklappen),
so staut sich das Blut aus dem Lungenkreislauf vor dem
„linken Herz" zurück, und flüssige Blutbestandteile
treten aus den Blutgefäßen in das Lungengewebe über.
Es resultiert ein Lungenödem („Wasser in der Lunge")
und Luftnot Wird nicht behandelt, so kommt es im
Verlauf zum Kreislaufzusammenbruch mit
Blutdruckabfall.

Das für mich Fatale: ein plötzlich entstehendes
Lungenödem kann sich mit dem Stethoskop genauso
anhören, wie COPD oder Asthma, nämlich mit Giemen
und Pfeifen!

Ganz anders als ein sich langsam entwickelndes
Lungenödem, bei dem feinblasige Rasselgeräusche zu
hören sind. Das alles wusste ich bis zum „Fall Ulla"
nicht. Wurde uns das in der Uni beigebracht?

Hätte ich damals ein mobiles Ultraschallgerät zur
Verfügung gehabt, so hätte ich das Lungenödem sehr
leicht erkennen können.

Und was hat das alles mit der erweiterten Pupille zu
tun? Durch die andauernde Minderversorgung des
Gehirns mit Sauerstoff zeigte sich dieser Befund.

Ulla hat überlebt. Die Kollegen in der Uniklinik haben
ihre Lunge schrittweise entwässert und verschiedene

herzstärkende Medikamente verabreicht. Nach nur wenigen Tagen konnte sie die Klinik verlassen.

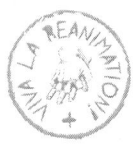

Blutmond

2001. Kurz vor 19 Uhr in Schwaben.

Ich habe die Schnauze voll. Ein furchtbarer 24 - Stunden Dienst liegt hinter mir. Ich warte sehnsüchtig auf meine Ablösung.

Gestern Abend gleich kurz nach Dienstbeginn der erste Alarm.

„Reanimation, weiblich 85, Altenheim Sonnentau"

Als wir nach zehn Minuten die Seniorenresidenz erreicht haben, kommt uns einer der beiden Sanis vom Rettungswagen entgegen.

„Müsst Euch nicht beeilen. Die Frau ist schon steif!"

Ich gehe mit Bodo dem Fahrer des Notarztwagens in das Zimmer der alten Dame. Der Sani hatte recht. Die Leichenstarre hat bereits den Unterkiefer und die Fingergelenke erreicht. Ich rede kurz mit der zuständigen Altenpflegerin, werfe einen Blick in die Pflegedokumentation und mache mit Bodos Hilfe dann die äußere Leichenschau. Abschließend fülle ich den amtlichen Leichenschauschein aus. "Natürlicher Tod im Rahmen eines fortgeschrittenen Dickdarmkrebses mit Tochtergeschwülsten in Lunge und Leber".

Zurück auf der Rettungswache mache ich den Fernseher an, setze mich in den Sessel und lege die Füße hoch. Es läuft irgendeine Doku über die gefährlichsten Schulwege der Welt. Richtig gefesselt hat mich der Bericht aber offenbar nicht, denn ich werde mitten in der Nacht gegen 2 Uhr vom Pieper in meiner Hosentasche geweckt. Der Fernseher läuft noch.

„Telefonreanimation, männlich, 78, Hasenstr. 12"

Die Straßen sind menschenleer nachts um zwei. Mit Blaulicht erreichen wir die angegebene Adresse schon nach acht Minuten.

Vor dem Einfamilienhaus steht eine ältere Frau und nimmt uns in Empfang.

„Hinten im Wohnzimmer liegt mein Mann!"

Ich hole rasch das EKG und den Notfallrucksack aus dem Auto und haste an der Dame vorbei in das Haus. Bodo folgt mir mit dem schweren Beatmungsgerät. Durch einen schmalen Flur erreichen wir das Wohnzimmer. Auf dem Sofa an der gegenüberliegenden Seite des Zimmers liegt ein Opa. Ganz friedlich, so als würde er schlafen. „Hier reanimiert niemand" denke ich und beginne sofort mit der Untersuchung des Mannes. Keine Atmung, kein Puls.

„Schnell, runter vom Sofa auf den Fußboden!", sage ich zu Bodo.

Gemeinsam zerren wir den alten Herrn auf die Erde. Bodo beginnt sofort mit der Herzdruckmassage. Ich reiße gleichzeitig den Rucksack auf, nehme mir den Beatmungsbeutel und presse zwei-, dreimal Luft in die Lungen unseres Patienten.

Da kommen auch schon die Jungs vom Rettungswagen. Jetzt zu viert läuft es wie am Schnürchen: EKG, Tubus in die Luftröhre, Tropf in eine Vene in der Ellenbeuge, Adrenalin und durchgehend Herzdruckmassage.

Nach 30 Minuten hören wir auf. Ohne Erfolg. Der Mann ist tot.

Ich gehe zu der alten Dame und erzähle ihr mit kloßiger Stimme, dass wir ihren Mann nicht mehr retten konnten. Sie nimmt es gefasst auf und erzählt mir, dass ihr Gatte schon lange keinen Lebensmut mehr besaß, nachdem er vor gut zehn Jahren einen schweren Schlaganfall hatte. Ich frage Sie, ob ich andere Angehörige anrufen soll, die ihr nun zur Seite stehen könnten. Sie schüttelt den Kopf und meint:

„Nein. Wir hatten nur uns. Nun bin ich ganz allein."

Ich lege meinen Arm um die Frau und sage:

„Vielleicht hilft es Ihnen ja, wenn ich versuche, den Dorfpastor zu erreichen? Oder unser Krisenteam?"

„Junger Mann, ich war als ganz junge Frau fast den ganzen Krieg auf mich allein gestellt und ebenso die lange Zeit, als mein Mann in russischer Gefangen-schaft war. Dazu die letzten Jahre, nachdem mein Mann den Schlaganfall hatte. Ich schaffe das jetzt auch. Bitte lassen Sie mich jetzt allein mit meinem Hans!"

Mir schnürt es den Hals zu.

Der Rest des Einsatzes ist notwendige Routine: vollständige Leichenschau, Krankenunterlagen sichten, Sterbedokumente ausfüllen.

Als wir zurück auf der Wache sind, fangen die ersten Vögel an zu zwitschern. Mir fällt es nicht nur deshalb schwer nochmal einzuschlafen. Meine Gedanken kreisen um die alte Frau. Irgendwann versinke ich in einen unruhigen Schlaf.

Gegen 10.30 Uhr werde ich unsanft vom Alarmmelder geweckt.

„Pat. vermutlich ex, Anrufer Müller, Gardeweg 92"

Noch schlaftrunken ziehe ich mich an. Auf dem Weg zur Fahrzeughalle schnell im Badezimmer ein kurzer Zwischenstopp. Einmal kaltes Wasser übers Gesicht, rasch abtrocknen und jetzt ab ins Auto.

Bodo und ich kommen nach etwa 14 Minuten im Gardeweg an. Vor dem Mehrfamilienhaus stehen einige Menschen. Als wir aus dem NEF aussteigen, tritt eine junge Frau aufgeregt auf uns zu.

„Guten Tag, mein Name ist Christine Müller. Ich bin die Putzhilfe von Frau Soltermann. Einmal in der Woche mache ich bei Frau Soltermann sauber. Vorhin bin ich mit meinem Schlüssel in die Wohnung und da lag sie dann regungslos und eiskalt auf dem Küchenboden."

Ich bitte Frau Müller zur genannten Wohnung voran zu gehen. In der Küche ist die Situation dann exakt so, wie von der Putzhilfe gerade beschrieben: bäuchlings liegt die weißhaarige Frau eiskalt und leichenstarr vor dem Küchentisch auf dem Linoleumboden. Frau Soltermann ist tot.

Ich wende mich Frau Müller zu.

„Können Sie mir irgendwas über Vorerkrankungen der Rentnerin sagen?"

„Frau Soltermann war vor kurzem längere Zeit im Krankenhaus. Hatte was am Herzen. Näheres kann Ihnen Dr. Christ erzählen."

Also telefoniere ich jetzt mit dem Hausarzt der Verstorbenen.

„Ja, Frau Soltermann war sehr schwer herzkrank, hatte bereits vor einem halben Jahr einen ausgedehnten Herzinfarkt, außerdem Diabetes und eine Einschränkung der Nierenfunktion!", berichtet mir der Kollege.

Abschließend bietet er sich freundlicherweise an, den Sohn der Verstorbenen anzurufen und ihn vom Ableben seiner Mutter in Kenntnis zu setzen.

Ich erkläre Frau Müller kurz, was ich mit Dr. Christ besprochen habe und verabschiede mich von ihr. Erneut gibt mir Bodo nun die Mappe mit den Formularen für die Leichenschau. Den Ablauf haben wir beide ja in den letzten Stunden genug geübt.

Zurück auf der Wache gibt's erstmal etwas zu essen. Mein Magen hängt auf halbacht. Die erste Mahlzeit seit gestern Abend. Außenstehende würden das, was ich jetzt hier mit Messer und Gabel veranstalte, vermutlich als Schlingen oder gar als Fressen bezeichnen.

Der Nachmittag ist ruhig, kein einziger Einsatz. Die drei Toten sind mir im Kopf. Obwohl ich schon reichlich mit dem Tod konfrontiert war, empfinde ich diese Situationen nie als Routine. Vor allem wenn trauernde Angehörige anwesend sind, wünsche ich mir manchmal ganz rasch, in einem schwarzen Loch verschwinden zu können.

„In zwei Stunden ist dieser ,Todesdienst' endlich vorüber", denke ich beim Blick auf meine Uhr, als es erneut piept.

„Reanimation, Praxis Reimer, Minzenstr. 6"

Auf der Fahrt zur Praxis des Allgemeinmediziners meint Bodo zu mir:

„Bitte nicht nochmal Leichenschau!"

Im Sprechzimmer des Arztes liegt ein großer, dicker Mann auf der Untersuchungsliege. Der Hausarzt hält einen Beatmungsbeutel auf das Gesicht des Patienten und eine Arzthelferin leistet Herzdruckmassage.

„Gut, dass Sie kommen!", empfängt er mich Kollege Reimer. „Herr Holz stellte sich heute mit heftigen Schmerzen im Brustkorb bei mir vor. Gerade als ich anfing ihn zu untersuchen, machte er die Augen zu."

Und dabei bleibt es auch. Herr Holz macht die Augen nie mehr auf, trotz unseres maximalen Einsatzes.

Nach 45 Minuten beenden wir im Einvernehmen mit Dr. Reimer den Versuch, Herrn Holz wieder ins Diesseits zu holen.

Mit einem „Ich kümmere mich um alles Weitere. Danke.", entlässt uns Dr. Reimer aus unserer Pflicht.

„Ich habe für heute keinen Bock mehr!", sage ich zu Bodo auf der Rückfahrt zur Wache.

Als wir um kurz vor 19 Uhr auf den Hof rollen, steht Notarztkollege Johannes gottseidank schon bereit.

„Mannometer, ich habe für heute richtig die Schnauze voll!", begrüße ich ihn.

„Was war denn los?", fragt er irritiert.

„Vier Tote in 24 Stunden. Ich mag jetzt nicht mehr.", antworte ich.

Johannes lehnt sich lässig an die Wand in der Fahrzeughalle und sagt dann verschmitzt:

„Hör mal, das ist ja noch gar nichts. Ich hatte mal in 24 Stunden fünf Tote. Zwei davon nachts bei Blutmond. Die zählen doppelt!"

Auf meiner Fahrt nach Hause lächelt mir die goldene Sichel des aufgehenden Mondes zu.

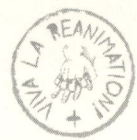

Das Wunder vom Rettungswagen

Spätsommer 2005 in Niedersachsen. Notarztdienst bei der Berufsfeuerwehr in einer großen Stadt.

Ich habe um acht Uhr am Morgen den Pieper übernommen. Jetzt ist es 12 Stunden und neun Einsätze später. Ich liege auf meinem Bett und schaue gerade die Tagesschau, als es zum zehnten Mal piept.

„Bewusstlose Person, männlich, Alter unbekannt, Hinterhof Herrmannstr. 26".

Ich schlüpfe in meine Stiefel und laufe anschließend die breite Treppe hinunter in die Fahrzeughalle. Jan ist vor mir im Notarztauto. Eine Premiere, war ich doch bislang immer der Erste. Der 48-jährige Hauptbrandmeister hat immer die Ruhe weg, sehr angenehm.

„Was ist mit dir los? Du bist vor mir im Auto. Krank?", frage ich spöttisch.

„Nee, nee. Bei mir ist alles in Ordnung. Aber irgendwann muss ich ja mal die Medikamente in unserem Rucksack auffüllen. Und so war ich schon hier in der Halle, als es gepiept hat.", antwortet er mit einem Augenzwinkern.

„Wo geht's hin?", frage ich ihn.

„Oh, in einen ganz hübschen Teil der Stadt! Da wohnen nur Intellektuelle und Promis".

Sein ironischer Unterton ist mehr als deutlich. Dann spricht Jan weiter:

„Im Ernst: die Herrmannstraße liegt im Top Assi-Viertel unserer Stadt. Bin gespannt, was uns diesmal dort Schönes erwartet."

Keine fünf Minuten später erreichen wir die genannte Adresse und stehen vor einer endlosen Häuserzeile heruntergekommener Backsteinbauten aus den 1920er Jahren. Jan hat mir nicht zu viel versprochen: Unrat ohne Ende auf dem Gehweg vor mir, etwas weiter die Straße abwärts kramt ein alter Mann in zerschlissenem Anzug im orangenen Papierkorb einer Bushaltestelle. Immerhin gibt's aber Musik - trotz aller Trostlosigkeit. Aus einer Erdgeschoßwohnung dröhnt Andrea Berg. „Du hast mich tausendmal belogen" plärrt es aus einem offenen Fenster dieser

Häuserreihe. Zimmerlautstärke wird hier anders definiert.

Da der Rettungswagen jetzt auch gerade eintrifft, müssen Jan und ich nur die kleine Medikamententasche aus dem NEF mitnehmen. Den Rest bringt die RTW-Besatzung. Wir gehen durch eine dunkle, massige Holztür, die sich erst mit etwas Kraftaufwand unter Quietschen öffnen lässt, in das Haus mit der Nummer 26. Jetzt geradeaus weiter in Richtung Hinterhof.

Vor einer Gartenbank und umgeben von Plastiktüten und einer leeren Flasche Wodka liegt der ca. 35-jährige Patient. Neben seinem Kopf sehe ich eine kleine Blutlache. Etwas abseits steht eine alte Frau in blauer Kittelschürze. Als sie uns sieht, kommt sie näher und sagt:

„Diese ewige Sauferei. Seit zwei Stunden liegt der Typ nun schon hier und regt sich nicht."

„Kennen Sie den Mann?", frage ich zurück.

„Nein. Irgendwann heute Nachmittag war er hier plötzlich im Hof. Er hat sich auf die Bank gesetzt und die ganze Zeit rumgeschrien und gepöbelt. Total betrunken. Als ich ihm aus meinem Fenster zurief, dass er gehen soll, hat er mich als ‚alte Schlampe' beschimpft und weiter rumkrakeelt. Irgendwann war es plötzlich leise. Da habe ich nochmal aus meinem Fenster geschaut und sah ihn hier liegen. Als er sich auch nach Längerem nicht gerührt hat, habe ich die Rettung angerufen."

Ich beuge mich hinunter zu dem Mann. Eine tierische Alkoholfahne schlägt mir entgegen. Ich beginne mit einem schnellen Check. Er atmet und sein Puls ist gut zu tasten. Ganz gleichmäßig puckert die Speichenarterie unter meinem tastenden Finger. Ich entdecke eine kleine Kopfplatzwunde oberhalb der rechten Schläfe, die wohl für die genannte Blutlache neben ihm verantwortlich ist. Nun ein Blick in seine Pupillen. Dazu öffne ich die geschlossenen Lider mit meiner linken Hand. Der Patient lässt das ohne Murren geschehen, merkt es offenbar gar nicht. Ich kann nichts Besonderes feststellen, außer knallgelben Bindehäuten. Ein erstes Zeichen für einen Leberschaden nach langjährigem Trinken, typisch bei schwerem Alkoholismus.

Dann versuche ich den Mann wach zu kriegen. Rütteln und Schütteln nutzen gar nichts. Also Ärgern. Ich kneife ihn in die empfindliche Haut an der Innenseite seines rechten Unterarmes. Außer einem Grummeln bleibt der Betrunkene unbeeindruckt.

Die weitere körperliche Untersuchung des Mannes zeigt bis auf die deutliche Verwahrlosung keine Auffälligkeiten.

„Bitte verkabeln!", sage ich zu den Jungs vom Rettungswagen. Jan reicht mir in der Zwischenzeit alles, was ich brauche, um einen Tropf zu legen.

Innerhalb kurzer Zeit haben wir alle wichtigen Werte, die sämtlich im Normbereich sind.

„Alle Tage sind gleich lang, aber unterschiedlich breit!", kommentiert Jan den Zustand unseres Patienten.

„Ok, machen wir ihm noch einen Verband an den Kopf und dann ab in die Klinik."

Als der Verband fertig ist, heben wir den Mann gemeinsam auf die Trage und legen ihm die Sicherheitsgurte an. Da hebt er plötzlich den Kopf und fragt mit schwerer Zunge:

„Was is' denn hier los?"

„Guten Abend. Sie haben sich am Kopf verletzt. Wir sind vom Rettungsdienst und bringen Sie jetzt in die Klinik!", antworte ich ihm mit ruhigem und höflichem Ton.

Unser Patient lässt es zunächst unkommentiert friedlich geschehen und legt seinen Kopf wieder auf die Trage.

Als wir die Trage Minuten später gerade durch die Holztür schieben, bäumt sich der Mann auf und fängt unvermittelt an uns zu beschimpfen:

„Was soll die Scheiße? Was macht ihr Arschlöcher mit mir?"

Ich versuche ihn zu beruhigen:

„Sie habe eine Wunde am Kopf, die genäht werden muss. Keine große Sache. Ist sicher fix erledigt."

Meine Worte erreichen den Alkoholiker nicht. Er randaliert und wurschtelt auf der Trage hin und her, so lange, bis er eines seiner Beine aus den Gurten befreit hat. Ohne Vorwarnung tritt er Jan mit voller Wucht in den Rücken. Der stöhnt kurz auf und nimmt sofort einen Schritt Abstand zur Trage, so dass der nächste Fußtritt in der Luft endet.

„Alles ok?", frage ich ihn.

Jan nickt und antwortet: „Geht schon."

„Ruf die Leitstelle an. Sie sollen uns die Polizei schicken. Ohne deren Hilfe wird das nichts mit der Fahrt in die Klinik."

Gesagt, getan. Wenige Minuten später rasen zwei Polizeiautos mit Blaulichtkaracho zu uns. Vier Polizisten steigen aus, drei mit durchschnittlicher europäischer Körpergröße, einer jedoch deutlich darüber. Allesamt in dicken Lederjacken, Schusswesten und schwarzen Lederhandschuhen.

„Was gibt's?", fragt der Zwei-Meter-Beamte.

Ich berichte ihm kurz was geschehen ist und dass wir polizeiliche Hilfe benötigen, um den agressiven Patienten im Krankenhaus untersuchen zu lassen.

Der riesige Kerl tritt von hinten an die Trage, legt seine rechte Hand auf die Schulter des Patienten und sagt mit strengem Ton:

„Guten Tag. Sie kommen jetzt mit in das Krankenhaus. Keine Diskussion. Wenn Sie aggressiv werden, werde ich das auch. Verstanden?"

Der Mann ist sichtlich vom eindrucksvollen Polizisten hinter ihm erschrocken und nickt kleinlaut.

„Alle Achtung. Auf die richtige Ansprache kommt's an.", sage ich in die Runde.

„Man muss die Menschen da abholen, wo sie sind!", antwortet der Hüne und grinst dabei über sein ganzes Gesicht.

Als der Patient dann im Rettungswagen ist, steigt der einfühlsame Polizist mit hinten ein und setzt sich neben die Trage.

„Ist wohl besser, ich begleite Euren Kunden!"

„Ja. Sehr gut. Sie haben ihn abgeholt, dann können Sie ihn auch abgeben.", antworte ich und zwinkere dem Beamten zu.

Kurze Zeit später startet der Rettungswagen dann mit Polizeischutz in Richtung Klinik. Jan und ich fahren direkt zurück zur Feuerwache.

Circa 20 Minuten später kommt dann auch der Rettungswagen zurück, nachdem die Besatzung den Mann bei den Chirurgen der Klinik abgegeben hat.

„Und, noch alles friedlich gelaufen?", frage ich den Fahrer des RTW.

„Du glaubst es nicht: ein Wunder ist geschehen. Das Wunder vom Rettungswagen!

Unser sehr netter Patient ist ohne Nasenbluten in den Rettungswagen rein und kam mit Nasenbluten aus dem Rettungswagen raus.

Ob das was damit zu tun hat, dass er während der Fahrt versucht hat den Polizisten zu treten?"

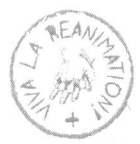

Ein Lichtlein brennt

„DING, DENG, DONG – Guten Morgen. Es ist sieben Uhr, sieben Uhr."

Ich werde vom zentralen Weckruf der Berufsfeuerwehr unsanft aus dem Schlaf gerissen, nachdem ich erst um 3.30 Uhr nach dem letzten nächtlichen Einsatz im Bett war. Für die Feuerwehrleute heißt es jetzt aufstehen, um acht Uhr endet ihr 24-Stunden-Dienst. Als Notarzt darf ich im Bett bleiben. Vor mir liegen noch zwölf Stunden, bis ich dann um 19 Uhr Schichtende habe.
Während kurze Zeit später draußen auf dem Flur die ersten Stiefel poltern, drehe ich mich nochmal um.

„DING, DENG, DONG – Einsatz zur Hilfeleistung für Wachabteilung 2. Es rücken mit aus 2-82-1) und 2-83-1"
Die Funkkennung für den Rettungswagen ist die „83", jene für das Notarztfahrzeug die „82"

Zeitgleich mit der erneuten Durchsage rappelt mein Pieper auf dem Nachtschrank. Mist. Doch nicht umdrehen und weiterschlafen. Das Stiefelpoltern auf dem Flur ist nach der Durchsage schlagartig hektischer geworden. Ich muss mich beeilen. Raus aus dem Bett, Hose, Jacke und Stiefel an und dann flott zum Notarztauto.

Als ich dort Sekunden später ankomme, rollt schon das große HLF (Hilfeleistungs-Löschfahrzeug) aus der Wagenhalle, dicht gefolgt von der Drehleiter. Mit geringem Abstand folgen ein Rettungswagen und dann wir als Schlusslicht.

Die Blaulichtkolonne erreicht nach knapp sieben Minuten ihr Ziel, ein Mehrfamilienhaus. Um was es genau geht, wissen wir zu diesem Zeitpunkt noch nicht. Markus, „der Schmale" – mein Fahrer, nimmt das Handfunkgerät, und ich schnappe mir den Notarztrucksack. Gemeinsam gehen wir zum Hauseingang, wo ich den Einsatzleiter der Feuerwehr treffe.

„Detlev, was gibt's zu tun?"

„HILOP" (sprich: Hi-Lo-Pe = hilflose Person; dieses Stichwort wird u.a. verwendet, wenn die Feuerwehr zu Türöffnungen geschickt wird, wenn jemand längere Zeit

nicht gesehen wurde und vermutet wird, dass die Person hilf- oder leblos in der Wohnung liegt).

Ich gehe in das Treppenhaus, dann hinauf in die erste Etage. Auf dem Treppenabsatz treffe ich eine aufgeregte blonde Frau, vielleicht 40 Jahre alt.

Mit deutsch-polnischem Akzent erzählt sie mir:

„Meine Freundin Marita ist heute morgen nicht zur Arbeit gekommen. Das ist in über 20 Jahren noch nie passiert. Ich habe gestern Abend noch lange mit ihr telefoniert, heute kann ich sie nicht erreichen".

Unser Gespräch wird plötzlich von lautem, metallischem Krachen unterbrochen. Die Jungs vom Angriffstrupp machen sich mit schwerem Gerät am Türschloss zu schaffen. Als ich mich wieder zu der Frau umdrehe, sehe ich, dass nun auch zwei Polizisten gekommen sind. Die Polizei wird zu derlei Einsätzen auch immer alarmiert, immerhin ist ja der Zutritt zu fremden Wohnungen eigentlich verboten. Das ist einer der Gründe, weshalb die Polizei auch immer als erstes eine von der Feuerwehr geöffnete Wohnung betritt.

Es poltert auf einmal total laut, dann ruft der Angriffstruppführer:

„Die Wohnung ist auf. Polizei kann kommen."

Die beiden Beamten, ein Polizist kurz vor seiner Pension und ein ganz junger, gehen langsam in die Wohnung. Ich kann zunächst vom Wohnungsinneren nichts sehen, stehe blöd im toten Winkel. Deshalb nutze ich die Gelegenheit, als der Angriffstrupp abrückt, mir eine bessere Sichtposition unmittelbar vor der Eingangstür zu ergattern. Die Wohnung sieht auf den ersten Blick gepflegt aus. Das ist nicht immer so, wenn die Feuerwehr eine Tür öffnet...

Der ältere Polizist kommt jetzt aus dem letzten Raum links am Flurende.

„Hier hinten in der Küche ist niemand."

Sekunden später kommt der Jungpolizist aus einem Zimmer auf der rechten Seite des Flures.

„Hier im Wohnzimmer auch nicht. Ich schaue jetzt noch kurz in das Schlafzimmer."

Das Schlafzimmer muss ganz vorne rechts in der Wohnung sein, denn der junge Beamte will nun einen Blick in dieses Zimmer werfen. Das gelingt ihm nur schwer, denn die nach innen zu öffnende Wohnungstür versperrt den freien Zugang durch die Schlafzimmertür. So steckt er seinen Kopf durch den engen

Spalt, schaut sich kurz um und gibt dann die Rückmeldung:

„Das Schlafzimmer ebenfalls leer. Ist die Dame wohl verreist."

Sein Kollege zeigt sich erleichtert. Keine Person angetroffen, erst recht keine Leiche gefunden, heißt: kaum Schreibarbeit.

„Fehlalarm!"

Die beiden verlassen die Wohnung, so dass Detlev, Markus und ich nun hineinkönnen. Als ich als letzter den Wohnungsflur betreten habe, verschließe ich die Wohnungstür hinter mir. So ist mein Weg in das Schlafzimmer frei. Erstmal Licht anschalten. Der Raum ist nun in allen Facetten sichtbar, ebenso die Mieterin der Wohnung.

„Bitte ruft die beiden Sheriffs nochmal ganz schnell zurück.", sage ich zu meinen Kollegen, die auf dem Flur stehen.

Schon auf den ersten Blick erkenne ich lange, blonde Haare auf dem Kopfkissen.

Den dazugehörigen Kopf kann ich nicht entdecken. Die Bettdecke umrahmt aber fraglos eine menschliche

Kontur. Ich gehe rasch um das Bett herum und schlage die Decke zurück.

Da liegt Marita. Ihr Kopf ist tief dunkelviolett aufgetrieben. Sie atmet nicht. Einen Puls kann ich nicht tasten, fühle aber sofort die Leichenstarre. Sie ist tot.

„Hier liegt die Bewohnerin, sie ist verstorben.", sage ich zu Markus und den beiden Polizisten, die gerade zurückkommen sind.

Der junge Beamte läuft feuerrot an und sagt kleinlaut:

„Da habe ich wohl was übersehen?"

Nachtrag:
Die Geschichte habe ich ohne Häme gegenüber dem jungen Polizisten geschrieben. Jedem passieren Fehler, jede kann etwas übersehen.
Ich schrieb die Geschichte deshalb, weil ich sehr, sehr froh bin, dass wir den Leichnam nicht erst nach weiteren Wochen des Verschwindens der Dame beim zweiten Nachsehen und „Nachriechen" gefunden haben.

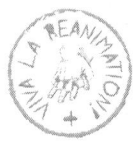

Alles hat seine Zeit

Sommer 2015. Irgendwo in Deutschland.

Lukas und ich sind nach unserem letzten Einsatz auf der Rückfahrt vom Krankenhaus zur Rettungswache. Der junge Rettungsassistent biegt gerade in die Steinmannstrasse ein, als es in unseren Hosentaschen piept und ich die bislang ungewöhnlichste Alarmierung erhalte:

„Einsatz NEF; Einsatznummer 235365; *Notarzt über Draht in Leitstelle melden*; Nachforderung RTW; Pat. Meier; bewusstlos; Kreuzstr. 16"

„Was soll das denn? Telefonanruf bei der Leitstelle?", frage ich Lukas.

„Keine Ahnung. Die werden auch immer komischer."

Ich nehme das NEF-Handy und drücke auf die Kurzwahltaste „Leitstelle". Nach zweimal Tuten meldet sich der Schichtführer:

„Hallo Doktor, nicht wundern, es ist schon ein Notarzt am Einsatzort und ein Hubschrauber kommt auch noch."

„Was gibt's denn so Besonderes, dass drei Notärzte am Einsatzort benötigt werden?", frage ich.

„Die Patientin macht dem ersten Notarzt Schwierigkeiten. Der RTW-Fahrer hat einen weiteren Notarzt und außerdem noch einen Hubschrauber bestellt."

Ich schaue Lukas fragend an. Er schüttelt vielsagend mit dem Kopf.

Mit Blaulicht und Martinshorn sind wir in wenigen Minuten bei der genannten Adresse. Vor dem zehnstöckigen Hochhaus stehen ein Notarztauto und ein Rettungswagen. Ich steige schnell aus und gehe mit flotten Schritten in Richtung Hauseingang. Als ich gerade den Rettungswagen passiere, wird die Seitentür zum Patientenraum von einem älteren Herrn in Notarztjacke geöffnet.

„Hallo Herr Kollege, sehr gut, dass Sie jetzt hier sind. Dann können Sie ja nun die Patientin intubieren. Ich habe das jahrelang nicht gemacht, kann das gar nicht mehr."

Ich habe das Gefühl, mich trifft der Schlag! Diese Ansage von „Dr. No-Go" ist in etwa so, wie wenn ein Deutschlehrer sagt, er beherrscht überhaupt keine Kommaregeln.

Ich zwänge mich in der Enge des Rettungswagens an dem Notarzt vorbei. Jetzt kann ich einen ersten Blick auf die Patientin werfen. Maria liegt auf dem Rücken auf der Trage. Ihre Augen sind geschlossen. Neben ihr hockt Sven, ein Rettungsassistent. Mit seiner linken Hand hält er eine Maske auf das Gesicht der Patientin, mit der anderen Hand presst er mit dem Beatmungsbeutel Luft in Marias Lungen.

„Bitte warten Sie draußen, hier im Auto ist es zu eng für so viele Leute!", fordere ich „Dr. No-Go" höflich, aber bestimmt auf.

Von ihm erwarte ich in dieser Situation keine Hilfe, steht nur im Weg. Er verlässt den Rettungswagen

„Was ist der Patientin passiert?", frage ich in die Runde.

„Die Frau hat die 112 angerufen, weil sie aus dem Nichts heraus ganz heftige Kopfschmerzen bekam. Wohlgemerkt ohne Unfall. Als wir hier eintrafen, musste sie gerade brechen. Bei der ersten Untersuchung fiel mir gleich auf, dass ihre Pupillen völlig unterschiedlich waren. Rechts ganz weit, links normal. ‚Dr. No-Go' hat dann ohne weitere Untersuchungen entschieden, dass die Frau mit unserer Hilfe bis zum Rettungswagen gehen soll. Kaum war sie hier auf der Trage, ist sie bewusstlos geworden."

„Dringender Verdacht auf eine Hirnblutung!", sage ich zum Team.

„War auch unser Verdacht. Deshalb haben wir einen Hubschrauber nachgefordert, damit der Transport in die Neurochirurgie flott vonstatten gehen kann."

Jetzt geht alles ganz schnell.

„Bereite alles für die Intubation vor. 5mg Dormicum, 100mg Succi, sowie 100 Esketamin. Dann einen 7er-Tubus und für den Notfall den roten Larynxtubus", sage ich zu Lukas.

Ein Blick auf den Überwachungsmonitor: Blutdruck 130/70, Puls regelmäßig 87, Sauerstoffsättigung 92%. Nun noch eine rasche Untersuchung der Patientin. Ich kann sie trotz grober Maßnahmen nicht wecken. Sie reagiert auf nichts, ist tief bewusstlos.

„Wie war der Blutzucker?"

„155", antwortet Sven.

„Läuft der Tropf gut?"

Sven nickt.

„Allergien?"

„Nein"

„Schwere Vorerkrankungen? Medikamente?"

„Sie hatte vor kurzem eine ausgeprägte Thrombose im Bein und nimmt deshalb Blutverdünner."

Ich löse den Rettungsassistenten am Beatmungsbeutel ab, so dass er nun bei der Narkosevorbereitung helfen kann.

„Wir haben jetzt alles bereit. Es kann losgehen.", sagt Lukas kurze Zeit später.

„Dann bist du jetzt die Narkoseschwester! Zuerst das Dormicum. Komplett."

Lukas setzt die Spritze auf die Tropfkanüle. Sekunden später:

„Ist drin"

„Jetzt das Esketamin. 80mg."

„Drin"

„Jetzt noch 80 mg Succi."

„Erledigt"

Maria hat jetzt alle Medikamente bekommen, die sie für einen „guten Schlaf" und „absolute Entspannung" benötigt: ein Schlafmittel, ein Schmerzmittel und ein Medikament, das ihre Muskulatur vorübergehend lähmt, so dass ich ihr gleich ohne Schwierigkeiten den Schlauch in die Luftröhre schieben und damit problemlos beatmen kann.

„Ok. Nun das Laryngoskop."

Sven gibt mir das Instrument. Ich öffne mit meiner rechten Hand vorsichtig Marias Mund und führe das Instrument mit meiner linken Hand tief in ihren Hals. Als ich die schmale Öffnung zwischen den Stimmbändern sehe, gibt mir Sven den Beatmungs-tubus. Sekunden später steckt der Schlauch in Marias Luftröhre. Jetzt mit dem Stethoskop schnell abhören, ob der Tubus auch tatsächlich in der Luft- und nicht versehentlich in der Speiseröhre gelandet ist.

„Liegt richtig. Dann nehmen wir Maria nun an das Beatmungsgerät.", sage ich in die Runde.

Als ich den Tubus gerade an das Beatmungsgerät anschließen will, höre ich den Helikopter im Landeanflug.

„Haben wir an alles gedacht?", frage ich die beiden Sanis.

„Ich denke ja. Beatmung läuft, Kreislaufwerte ok., Hubschrauber vor der Tür."

Zwei Minuten später kommt der Kollege von „Christoph 25" in den Rettungswagen. Nach einer kurzen Übergabe verladen wir unsere Patientin in den Hubschrauber. 10 Minuten später ist Maria in der Luft in Richtung Uniklinik.

Als das Dröhnen des Helikopters verklungen ist, gehe ich zu „Dr. No-Go", der etwas abseits steht.

„Tut mir leid. Das war keine gute Leistung von mir." sagt er.

„Danken Sie den Sanis! Wenn die anders reagiert hätten und Maria Ihnen allein überlassen hätten, wäre die Patientin jetzt vermutlich tot."

„Da haben Sie recht. Notfallrettung ist nichts mehr für mich. Ich höre heute nach Dienstende endgültig damit auf." antwortet mir der 72-jährige Kollege.

Alles im Leben hat seine Zeit.

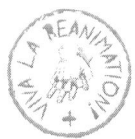

Standfest

„Kreislaufschwäche, männlich, 55 Jahre alt"

Nach nur 3-4 Minuten Blaulichtfahrt stehen wir vor dem Reihenhaus. Eine Frau im Bademantel erwartet uns an der Eingangstür.

„Mein Ehemann ist zusammengebrochen!"

Als wir das Wohnzimmer betreten, sehe ich Klaus auf dem Sofa liegen. Einzig mit String-Tanga und Goldkettchen bekleidet, schaut er mich an. Kalter Schweiß steht auf seiner Stirn. Ihm gegenüber am Wohnzimmertisch eine andere Frau im Bademantel und ein Mann im schwarzen Spitzen-Overall (sic!).

An der Wand über Klaus prangt ein großes Plakat:

„Alles kann, nichts muss!"

Ich stelle mich kurz vor. Dann erzählt mir Klaus, dass ihm plötzlich schwarz vor Augen wurde. Jetzt geht es aber schon wieder besser. Während die Sanis gleich Blutdruck, Puls usw. messen, befrage ich Klaus zu seiner medizinischen Vorgeschichte. Sein Cholesterin sei zu hoch, dagegen nimmt er eine Tablette am Tag.

Jetzt piept der Überwachungsmonitor. Blutdruck 80 zu 40. Viel zu niedrig. Alle anderen Werte sind völlig in Ordnung.

„Noch andere Tabletten?", frage ich weiter.

„Nein. Nichts. Jedenfalls nicht regelmäßig."

„Und was nehmen Sie *unregelmäßig*?"

Klaus schaut mich mit verstohlenem Blick an und stockt.

„Nun sag schon! Is' doch nicht schlimm!", fordert ihn seine Frau auf.

„Immer eine Stunde vor unseren Privattreffen mit anderen Paaren nehme ich eine oder zwei hellblaue Pillen!", stammelt unser Patient mir nun entgegen.

„Sie meinen Viagra?"

Klaus nickt und läuft sofort rot an. Ich erkläre ihm rasch, welche Verdachtsdiagnose ich habe.

„Präkollaps infolge Hypotonie"

Ein Kreislaufkollaps (oder Präkollaps) ist eine gar nicht so seltene Nebenwirkung von Viagra. Alle Blutgefäße werden durch den Wirkstoff erweitert. Nota bene: Alle Blutgefäße! Nicht nur jene in der Mitte des Körpers, auch jene in den Beinen und im Oberkörper. Das Blut kann „versacken", und es kommt damit zu einer Hypotonie, also zum Blutdruckabfall. Ohnmacht kann die Folge sein. Der Vorhang fällt dann schon vor dem 'ersten Akt'...

Wir versorgen also unseren Patienten mit einer kreislaufunterstützenden Infusion und bringen ihn zur Überwachung in die nächstgelegene Klinik.

Noch drei Stunden, dann habe ich Feierabend...

Meine Empfehlung an alle Männer:

Besuchen Sie *vor* Viagra-Einnahme ein Sanitätshaus und kaufen sich passgenaue, hüfthohe Kompressionsstrümpfe! Die gibt es in vielen Farben, auch in schwarz und mit schönem Spitzenrand.

Damit wird Ihnen das Schicksal von Klaus sicher erspart bleiben ;-)

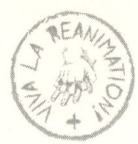

Danksagung

Ich möchte allen ärztlichen und nicht-ärztlichen Kolleginnen und Kollegen herzlichen Dank sagen. 1000 Dank für knapp 25 Jahre Teamarbeit, unfallfreie Blaulicht-Fahrten, Hilfe bei Ratlosigkeit, gemeinsames Kochen, aufmunternde, warme Worte nach frustranen Einsätzen, „geborgte" Zigaretten, warme Mahlzeiten, legendäre Wachenpartys usw.

Weiterhin danke ich Ingo Hoffmann für das Cover-Design, tolle Fotos und *meine* „Leihvaterschaft" ;-)

Gleichfalls Danke ich Renate Wieland und Volker Machura für ein ausgewogenes Verhältnis von Groß- und Kleinschreibung und eine schöne Anzahl von Satzzeichen in diesem Buch.

TT danke ich für das Lektorat und den Platz an ihrer Seite.
„Engel, ich liebe Dich!"

Eine Bitte an meine Leserinnen und Leser:

Ich würde mich freuen, wenn Sie nach der Lektüre des Buches eine Bewertung bei Ihrem Buch Shop hinterlassen.

Bisher vom Autor in dieser Notarzt-Reihe erschienen:

VIVA LA REANIMATION!
Erinnerungen eines Notarztes aus dem Blaulichtmilieu

ISBN-10: 3961114161 / ISBN-13: 978-3961114160